아프지 않고
100세를 사는
건강비법

아프지 않고 100세를 사는 건강비법

창작시대

머리말

인간은 누구나 고통없이 오래 살기를 원한다. 태초의 인간으로부터 오늘에 이르기까지 장수에 대한 인간의 집념은 끊임없이 이어지고 있으며, 영원한 생명을 가져다준다는 불로초(不老草)에 대한 이야기도 오래 살고자 하는 인간의 강한 집념을 단면적으로 보여주는 이야기라 하겠다.

그러나 아무리 인간의 생명을 연장시키는 명약일지라도 개개인의 체질에 따라 그 효력이 있고 없음이 있으니 참으로 묘한 일이다. 인간의 생명을 연장시키는 방법에는 물리적인 방법이 있는 반면에 자연적인 방법에 의해 생명을 연장시키기도 한다. 가장 좋은 방법은 역시 자연적인 방법으로, 생활의 절제라 하겠다. 절제는 질병의 예방은 물론 생활에서 화(禍)를 멀리 할 수 있는 지름길이다. 즉 화를 멀리 한다는 것은 하루하루를 최상의 상태로 살아가는 것이다. 그렇다면 생활의 절제를 통한 생명을 연장시키는 방법은 무엇일까?

첫째, 숨쉬기 운동이다.

인간은 숨을 쉬지 않고는 살아갈 수 없다. 그리고 숨쉬는 운동은 장수의 비결이자 방법이다. 숨을 쉴 때는 코를 통하여 마시고 입으로 길게 내뿜는다. 이것을 10분 정도 반복하면 모든 병의 예방과 치료를 할 수 있다.

둘째, 과식하지 말 것이다.

식사는 절대 과식하지 말아야 한다. 즉 음식은 자기 신체에 부담이 없을 정도로 먹어야 한다. 그리고 음식을 치아로 골고루 씹어서 먹는 습관을 길러야 한다. 이렇게 한 수저를 5분 씹어서 삼키면 모든 병을 예방할 수 있다.

목 차

제2장 정력 · 스태미나 증강법

1. 중국 사람은 슈퍼맨이다

2. 스태미나식을 충분히

3. 정력을 증진시키는 식품들

4. 정력·스태미나 증강의 실제

5. 스태미나가 충만한 하루

6. 성생활의 기초지식

7. 건강 테스트법

제3장 장수의 비결

1. 장수와 인생

2. 장수를 저해하는 요인

3. 불로장수의 길4

4. 만년청춘을 누리는 길

5. 건강작전 춘하추동

6. 술과 장수

7. 피로란 무엇인가

제4장 한방 의학

1. 알기 쉬운 민간요법

2. 차를 이용한 민간요법

3. 민간약의 이용

제5장 미용과 건강

1. 매력적인 여성이 되는 길

2. 피부의 손질

제1장
건강과 식생활

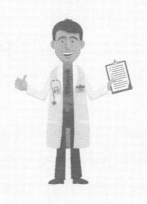

1. 장수를 위한 식생활법

식사는 자연의 원리에 따르라

인간은 자연 속에서 태어나 자연 속에서 살고 있으며 자연을 떠나서는 잠시도 살 수가 없다. 자연은 인간의 능력이 미치지 못하는 어떤 초자연적인 권능에 의해서 만들어진 것으로서 여기에는 일정한 법칙이 있다. 그것은 곧 인위적으로 좌우할 수 없는 자연계의 현상을 말하는 것인데, 이것은 극도로 발달한 현대 과학의 힘으로도 어찌할 수 없는 것이다.

우리는 이러한 과학의 법칙을 거스르거나 역행할 수 없으며, 인간 그 자체가 바로 자연임을 알아야 한다. 왜냐하면 인간도 자연의 일부로서 생장하고 쇠퇴하고 대자연의 준엄한 질서를 따르지 않을 수 없기 때문이다.

여기서 말하는 원리란, 자연에서 태어난 인간이 자연으로 돌아갈 때까지 그 생명을 유지함에 있어 가장 기본이 되는 식생활을 보다 합리적으로 영위해 나감으로써 건강과 장수를 누리는 데 필요한 모든 지식과 기술을 말하는 것이다.

육식과 다식(多食)

심신의 피로와 정신문명의 몰락 - 이 두 가지 위기를 내포하고 있는 서구 사회의 고민을 살펴보면, 겉보기는 화려하고 찬란하지만 국민의 건강문제에 대해서는 세계적인 과제로 대두되고 있다. 즉 정신병 환자 수가 점점 더 늘어나고 있는 것이다.

그런데 여기서 흥미있는 사실은 그러한 현상은 바로 육식의 과잉에서 오는 결과라는 점이다. 후진국의 국민들은 고기와 달걀 등 동물성 식품을 더 많이 먹기를 원하고 있지만, 사실 그것은 건강과 장수를 위하는 것이 아니라 건강을 망치고 죽음을 재촉하는 결과가 된다는 점에 유의하지 않으면 안 된다.

1) 채식을 위주로 한 잡식(雜食)

인간은 이[齒]의 구조나 소화관의 구조로 보아 잡식성이라고 할 수 있으며, 그중에서도 채식이 인간의 체질에 맞게 되어 있다. 인간의 이는 육식동물처럼 뾰족하고 날카로운 견치(犬齒)는 적고, 곡식이나 과일·채소 등을 씹어먹는 데 적합하다.

좌우 상하에 4개밖에 없는 인간의 견치는 짐승들의 그것과는 달라 그다지 예리한 모양을 하고 있지 않다. 그리고 소화기의 길이도 육식동물인 개는 신장의 4배 반이나 되지만 초식동물인 염소는 24배나 된다. 인간의 소화기 길이는 신장의 약 9배에 달한다.

이와 같은 이나 소화기의 구조는 오랜 세월의 진화과정을 통해 얻어진 것이기 때문에 성급하게 육식이나 다식으로 바꾼다는 것은 생리학적으로 볼 때 좋지 못하다. 특히 동양 사람은 채식 위주의 식생활을 해왔기 때문에 서구사람보다 소화기의 길이도 길고 위도 커져 있다.

어떻든 우리나라 사람은 우리대로의 체질이 있으므로 그에 적합한 식생활을 해나가는 것이야말로 장수를 위한 지름길이 될 것이다.

2) 육식과 다식은 만병의 근원

동물성 식품의 다식은 혈액의 산성화를 유발시킨다. 또 장에서의 이상 발효, 즉 부패현상을 일으켜 프로마인[尿毒素]을 만드는데, 이것이 혈액 속에 흡수되어 노화를 촉진시키고 조로(早老)나 단명(短命)의 원인이 되기도 한다. 특히 지나친 동물성 지방질 섭취는 동맥 혈관벽에 콜레스테롤을 침착시켜 동맥경화증을 유발시킨다는 것은 이미 널리 알려진 사실이다.

육식과 다식을 위주로 하는 서구 사람들은 중풍·암·고혈압·심장병·당뇨병 등의 많은 문명병을 앓고 있다. 따라서 사망률도 높다. 육식은 변비를 잘 일으키며 때로는 직장암까지 유발하는 경우가 많이 있다.

이에 반해 채식은 섬유소가 많아서 장벽을 물리적으로 알맞게 자극해주기 때문에 변통(便通)이 좋으며 장내에 독소도 쉽게 생기지 않고 또 독소의 흡수도 방지됨으로써 건강과 장수는 물론 두뇌를 명석하게 해주기도 한다.

또 식물성 식품에는 엽록소나 카로틴 그리고 비타민 C 등의 영양소도 많이 들어 있다. 동물원의 사자나 호랑이도 고기만 계속 먹으면 끝내 질병에 걸려 죽고 만다. 그래서 토끼나 염소 또는 양의 내장, 특히 위장을 잘 먹인다는 사실은 이에 연유하는 것이다.

자연식은 장수의 비결
1) 육식보다는 채식을

우리들 가운데는 지나치게 채식을 천시하고 육식을 예찬하는 사람들이 있는데, 이는 잘못된 생각이다.

물리학적으로 볼 때 육체적인 힘, 즉 근육의 힘은 육식에 의하여 일시적으로 왕성해지는 것은 사실이지만 근기(根氣)를 말하는 내구력(耐久力)이나 지구력은 채식이 훨씬 우수하다고 한다.

2) 올바른 식생활

우리나라에서는 아직도 동물성 식품의 섭취가 부족하다고 여기는 사람들이 많다. 물론 육식을 전혀 하지 않아서는 안 된다. 그러나 육식과 다식을 위주로 하는 서구 사람들의 식생활을 무턱대고 흉내내거나 받아들여서는 안 될 것이다.

무엇보다도 자기 자신의 체질을 고려해야 한다. 특히 가정주부는 가족의 체질을 고려하여 보다 현명한 장수식을 할 수 있도록 해야 하는데, 동물성 식품과 자연식을 합리적으로 병행하면 건강을 유지하고 장수를 누릴 수 있을 것이다.

문명의 발달과 식생활

오늘날 유행병의 주류를 이루고 있는 몇 가지의 만성병에 대하여 세계 각국은 그 치료법을 다각적으로 연구하고 있다. 근대 의학의 원조인 루돌프 빌코르는 "유행병은 인류에 대한 하나의 경고이다. 진정한 정치가는 유행병의 발생상황을 통해서 역사의 흐름을 파악할 것이다"라고 역설한 바 있다.

세계적인 각도에서 볼 때 구미의 일부 선진 공업국을 제외한 대부분의 후진국가, 특히 아프리카·아시아·남미 지역에서는 식량부족으로 굶어죽거나 영양실조의 생활을 하고 있는 사람들이 수천만 명이나 된다.

그런 반면에 날마다 풍족한 식생활을 영위하는 선진 제국의 사람들, 특히 보기만 해도 튼튼한 사람들이 심장병이나 혈관병으로 쓰러지고 있는데, 그 주원인이 영양과다라는 사실은 정말 아이러니컬한 일이라고 하겠다.

활동력을 좌우하는 식생활

생물계를 관찰해보면 식생활과 생물의 습관은 상호 깊은 관계가 있다는 것을 알 수 있다.

서양인은 육식과 다식으로 말미암아 마치 독수리 같은 눈매, 우뚝 솟은 코, 기름진 얼굴이 모두 구심적(求心的)이고 집중적이며 수축성인 양성(陽性) 형태를 이루고 있다. 아울러 정력적인 비만한 체구를 가진 것이 서양인의 특징이라고 하겠다.

이에 비하여 채식 위주의 동양인은 양이나 토끼같이 미간(眉間)이 넓고 원심적(遠心的)이며 확산성인 온화한 음성(陰性) 형태를 이루고 있다.

화학식품을 애용하는 인류

과학기술의 발달로 근래에는 새로운 맛을 내는 인공 합성조미료가 개발되어 색소와 방부제 등 첨가물을 넣어 가공 처리한 화학식품이 등장하여 구미를 돋우고 있다.

불에 굽거나 끓는 물에 익힌 식품에 의하여 건강했던 인체는 이완성 질환인 위하수(胃下垂), 세포의 노쇠현상 촉진 등으로 병들게 되었다. 소금의 과용은 감기균을 비롯한 호염성균(好鹽性菌)인 무서운 전염병을 불러들였으며, 설탕의 과용은 체질을 산성화시켜 피부병과 알레르기성 이상 체질을 낳게 했다.

그리고 동물성 지방 과다는 혈관과 내장을 살찌게 하여 만성 피로·비대증·심장병·고혈압·당뇨병 등 만성 고질과 각종 퇴행성(退行性) 질환을 유발하게 되었다. 또한 화학식품은 인체의 모든 기능과 생명력을 저하시켰고, 특히 불량식품까지 등장하고 보니 식품공해는 날로 더욱 심각해져 가고 있다.

규칙적인 식생활

건강을 유지하기 위해서는 자연에 맞춘 시간에 식사를 하는 것이 중요하다. 그러나 자연에 맞춘 식사라고 해서 배가 고프면 먹는 식으로 무계획한 것은 아니다.

자연에 맞춰 먹는다는 것은 아침 일찍 일어나서 식사를 하고, 저녁식사 역시 일찍 하고 자는 것을 말한다. 젊은이들 중에는 하루 세 끼만 먹으면 된다는 생각에 식사시간이 불규칙한 사람이 많은데, 규칙적인 식생활을 하지 않으면 반드시 병에 걸린다.

아침식사는 일어나서 최소한 30분 후나, 가능하면 1시간 후 배가 고플 때 하는 것이 좋다. 식단은 밥이나 감자류, 빵에다 푸른 생야채나 해조류를 곁들인다. 여기에 과일이 있으면 더욱 좋다. 푸른 생야채(쑥갓, 상치, 샐러드 등)는 3가지 이상을 준비하면 최고다. 그리고 소화가 잘 아 되는 동물성 단백질·지방은 절대로 피해야 한다. 그것은 오히려 하루의 업무 능률을 저하시키기 때문이다.

식사시간과 양은 기후·풍토에 맞게 조절하라

프랑스나 이탈리아 사람들은 점심시간이 길며 식사량도 많은데, 그 대신 저녁식사는 매우 간단하다. 이것은 그 나라 기후의 특성, 즉 일조시간(日照時間)이 적기 때문에 생긴 식사법이다.

그러나 우리나라와 같이 태양광선을 오랫동안 받을 수 있는 환경에서는 점심은 될 수 있는 대로 담백한 메뉴로 하고 저녁에는 단백질이나 지방 등을 많이 섭취하는 것이 이상적이다. 미국도 점심은 비교적 간단하게 하는 편인데, 그것도 태양광선을 강하게 쪼일 수 있기 때문이다.

이와 같이 점심식사는 그 나라의 기후나 풍토와 큰 관계가 있다. 만약 우리가 영국이나 프랑스 사람들처럼 2~3시간 걸려서 점심을 먹게 된다면, 그야말로 어리석기 짝이 없는 일이다.

저녁식사는 일찍 먹고 일찍 자는 것이 가장 좋고, 밤늦게 하는 것이 가장 나쁘다. 현실적으로는 6시부터 7시 사이에 하는 것이 바람직하다. 그리고 밤참은 삼가야 한다. 밤참은 다음날 아침에 식욕을 잃게 하기 때문에 식생활의 리듬을 깨버린다. 밤참을 꼭 들어야 할 때는 붉은 색 과일이 좋은데, 붉은 색 과일은 장에서 흡수가 잘되기 때문이다.

식사시간은 일단 습관이 되면 그 시간에는 어김없이 배가 고파져서 맛있는 식사를 할 수 있다. 그리고 식사는 건강을 위해서 규칙적으로 해야 한다.

각 계절에 알맞은 식사법

우리나라는 계절마다 야채나 과일이 풍부해 이것들을 제철에 충분히 섭취하면 몸에 많은 활력을 준다. 또 그때그때의 기후나 체조(體調)에 맞춘 식사를 함으로써 식품의 영양소를 보다 효과적으로 흡수할 수 있다. 특히 우리나라는 계절 식품이 풍부하므로 이것들을 잘 골라 먹으면 질병에 걸리지 않고 건강을 유지할 수 있다.

1) 봄

자연계에 새롭게 돋아나는 새싹의 성분을 분석해보면 녹말·무기질·비타민이 주성분이다. 인간도 이러한 자연계의 모습을 그대로 받아들이면 좋다.

자연계의 동물들이 오랜 동면에서 깨어나 봄에 돋아나는 새싹을 먹는 것처럼 인간도 봄에 녹색 야채를 먹는 것이 가장 바람직하다.

녹색 야채에는 비타민을 비롯하여 철·인·아미노산·효소·산소·수소 등을 포함한 엽록소가 있어 몸을 건강하게 할 뿐만 아니라 두뇌 건강에도 좋다.

2) 여름

여름에는 생수(生水)·야채·무기질을 많이 섭취한다. 기온이 높고 수분을 많이 소비하므로 불로 가열하지 않은 자연 수분을 많이 섭취하는 것이 중요하다. 그리고 소화가 안 되는 음식물은 금물이다. 여름에는 아무래도 위장이 약해지기 쉬우므로 위장에 부담을 주는 음식물은 피해야 한다.

또한 스태미나를 늘리려고 억지로 고기를 먹는다든가, 복(伏)이니까 특별 음식물을 먹어야 한다는 생각은 버려야 한다. 오히려 수분이 많은 수박 등의 과일이 여름에 맞는 음식물이다.

3) 가을

가을은 식욕의 계절이다. 이 계절에는 단백질이나 지방을 많이 먹어도 된다. 만약 가을인데도 식욕이 없다면 과일을 먹어서 위장에 자극을 주면 효과가 있다.

4) 겨울

겨울에는 열량 보급에 힘쓰도록 한다. 추위를 이기려면 몸을 따뜻하게 해야 하는데, 그러기 위해서는 찰떡이 제일 좋다. 떡의 주성분인 녹말질은 소화력이나 흡수력이 모두 뛰어나므로 몸을 연소시키는 데는 없어서는 안 될 식품이다.

장마철에 좋은 음식물

비가 많은 계절에는 습도가 높이 피부호흡(皮膚呼吸)이 어려워지므로 신진대사가 악화되어 피로하거나 병에 걸리기 쉽다. 이런 계절에 동물성 지방과 단백질을 너무 많이 섭취하면 그것을 연소시키는 데 많은 에너지를 소모하게 되고, 특히 노이로제라든가 신경이 초조해지는 정신적 트러블도 많이 생긴다.

장마철에는 태양광선을 쪼이는 시간이 적어지므로 음식물에서 태양을 보충함으로써 질병에 대항하는 힘을 길러야 한다.

태양은 파랑·빨강·노랑의 3원색으로 되어 있다. 따라서 이 색깔의 야채나 과일을 섭취하면 태양에너지를 체내에 흡수할 수 있다.

파랑은 쑥갓이나 시금치 등의 야채이고, 노랑은 호박·귤 등이며, 빨강은 토마토·사과·당근이다. 파랑은 아침에, 노랑은 낮에, 빨강은 저녁에 먹어야 장으로 흡수가 잘된다.

또한 장마철은 비가 올 때마다 초목이 성장하는 시기로서, 인간에게는 수분이 필요한 시기이다. 따라서 과일·생야채·생수에서 자연 수분을 많이 섭취해야 한다.

장마철이 지나면 칼슘을 듬뿍 섭취해야 한다. 칼슘을 뼈를 만들고 키를 키우는 중요한 성분이므로 조개류·해조류·게·새우·오징어 등을 많이 먹으면 된다.

알레르기 체질은 자연식으로 개선하다

P씨의 가정은 육식 중심의 식생활을 하고 있다. 그러므로 그의 딸인 초등학생 P양은 아침마다 베이컨이나 햄버거를 먹고 있다. 두께가 1cm나 되는 햄을 아침마다 먹고 저녁에는 고기가 듬뿍 든 전골을 먹는 등,

그야말로 고기로만 이어지는 식생활을 하고 있었다. 이런 식생활이 아이의 몸에 좋을 리가 없다. 결국 이 아이는 심한 근시(近視)가 되었고, 팔위쪽에 두드러기처럼 물집이 생기는 알레르기 체질이 되고 말았다. 알레르기 체질은 동물성 지방이나 소금·설탕을 무턱대고 섭취하여 산독증(酸毒症)에 걸려 생기는 것이다.

이런 체질인 사람은 과일·생야채·해조류·조개류·콩을 중심으로 한 자연식으로 체질을 개선해야 한다. 즉 육식에서 채식으로 바꿔야 한다.

약물에 의한 화학요법으로는 알레르기 체질을 바꾸기 힘들다. 물론 일시적으로는 치료가 가능하지만 근본적인 체질 개선은 불가능하다.

더욱이 육식 중심의 메뉴는 아무래도 맛을 들이기 위해 소금이나 설탕을 써야 하므로 각종 조미료 섭취량이 많아진다. 그래서 더욱 알레르기 체질이 되는 것이다. 코끝이 빨갛다든가, 젖꼭지가 거무스름하다든가, 손가락 첫마디부터 끝마디까지 거무스름한 것도 염분이 쌓여 있다는 증거다. 염분은 몸 밖으로 나와 몸의 끝부분으로 쏠리는 성질이 있기 때문에 이런 현상이 나타난다.

염분을 몸 밖으로 나가게 하려면 우선 짠 음식을 피하고 식후에는 반드시 차(茶)를 마셔서 화력수분(火力水分)의 작용으로 오줌과 함께 염분을 배설하도록 해야 한다.

그리고 운동이나 목욕으로 염분을 내보내는 방법도 있다. 이때 목욕물이 너무 뜨거우면 체력소모가 심해지므로 물은 따뜻한 것이 좋다. 생수 1컵과 과일즙을 먹고 목욕하면 훨씬 효과적이다.

혼식을 생활화하라

혼식을 하면 건강이 좋아지는 것을 피부로 느낄 수 있다. 쌀밥에 보리를 20% 혼합하면 단백질이 1.12배, 지방은 1.75배 증가한다. 여기에 콩을 5% 섞으면 단백질은 1.28배, 지방은 3.9개, 비타민 B는 1.73배, 철분은 3.7배로 증가한다.

이와 같이 혼식을 하면 단백질을 구성하는 아미노산 부족으로 서로 보충하는 역할을 하기 때문에 영양의 질이 높아지고 상승효과도 나타난다.

정제하지 않은 밀가루 음식을 섭취하라

밀가루의 영양은 쌀에 비해 결코 뒤떨어지지 않는다. 단백질의 경우 쌀의 6.5%에 비해 밀가루가 11.2%로 더 많고, 지방분은 쌀이 0.4%, 철분이 1.6%, 칼슘은 4.6%로 압도적으로 영양이 풍부하다.

원료 밀에서 정제하는 과정을 거치면 밀가루가 75% 나오고 25%의 밀기울이 나오는데, 이 밀기울에 중요한 영양분이 모두 함유되어 있다. 따라서 될 수 있는 대로 적게 제분한 밀가루를 식용하는 것이 좋다.

콩·감자·고구마는 알칼리성 식품이다

콩은 식물성 식품 중의 귀족이다. 콩에는 질 좋은 단백질과 지방분이 풍부할 뿐 아니라 고단백 식품으로서는 유일한 강알칼리성 식품이기 때문에 체내의 산성을 중화시켜 건강한 신체로 만들어준다.

감자와 고구마는 칼슘과 철분 등이 풍부하다. 따라서 비타민 C가 풍부하다. 육류와 생선 또는 계란을 곁들여 함께 섭취하면 주식으로도 매우 좋다.

육류는 골고루 알맞게 섭취하라

육류는 쇠고기·돼지고기·닭고기 구별할 것 없이 골고루 알맞게 섭취하는 것이 무엇보다도 중요하다.

또 육류보다는 필수 아미노산이 풍부하고 성인병을 예방하는 생선 섭취를 늘리는 것이 바람직하다. 생선류는 소화가 잘되는데, 육식을 먹지 않는 사람에게는 중요한 동물성 단백질원이다. 특히 생선에는 철분·칼슘이 풍부하다.

공해시대에 건강을 지켜주는 해조류

해조류에는 미네랄이 풍부하다. 미네랄은 체내에서 에너지를 낼 뿐 아니라 골격형성·체온조절·심장 및 호흡 기능을 정상화하여 신경계를 원활히 하는 역할을 한다.

특히 미역과 같은 해조류는 옥소 등의 영양분이 풍부하여 질병을 예방한다. 산후에 갑자기 비만해지는 여성들은 산후 요오드를 충분히 섭취하지 못한 데 원인이 있다. 또 미역 속의 요오드는 반사신경을 민첩하게 하기 때문에 스포츠맨들에게 중요한 식품이기도 한다.

해조류의 끈끈한 점성 물질은 알긴산이라 하여 방사선 물질인 스트론튬에 오염된 채소를 먹었을 경우 그 스트론튬은 위장에서 흡수되어 뼈에 축적되는데, 이때 해조류를 섭취하여 알긴산을 공급하면 위장에서 스트론튬과 결합하여 몸 밖으로 배설된다.

소금은 지나쳐도, 부족해도 나쁘다

소금은 칼륨과 더불어 체내의 삼투압을 조절한다. 소금이 부족하면 근육경련·발작이 일어나지만 과잉섭취시에는 소변을 내보내기위해 혈압이 올라 심하면 고혈압 환자가 된다.

우리나라 사람들은 소금 섭취량이 지나치게 많아서 탈이다. 음식이 맵고 짠 것을 피하려면 주식인 밥의 양을 줄이고 될 수 있는 한 반찬을 싱겁게 만들어 같은 양을 먹도록 한다.

그러나 무엇보다도 중요한 점은 5가지 영양식품군이 균형있게 짜여진 식사가 건강의 열쇠이다.

2. 소식과 단식

소식하라, 끝까지 소식하라

인간은 먹기 위해서 사는가, 살기 위해서 먹는가? 물론 살기 위해서 먹는다. 그러나 대다수 현대인들은 마치 먹기 위해서 사는 것처럼 행동한다. 그것도 과식(過食)의 일대 행진이다.

그러나 그것은 우매한 짓이다. 결과는 고혈압·당뇨병 등 성인병을 가져왔고, 급기야 생명의 단축을 불렀다. 최근 여러 가지 실험과 투병인들의 증언에 의하면 소식이야말로 건강의 기본인 동시에 모든 병을 치료하는 데도 필수적이라는 사실이 밝혀졌다. 적어도 어떤 경우에도 소식이 밑바탕이 되지 않고서는 건강이 회복될 수 없다는 것이다. 또한 학습능률도 소식을 계속할 때 훨씬 높아진다는 사실이 새롭게 밝혀졌다.

건강에 대한 특별한 비결을 쓰지 않고도 평생 잔병 한 번 앓지 않고 80세나 90세까지 장수한 사람들을 조사해보면 거의 소식 또는 조식(粗食)을 습관화했다는 사실을 발견할 수 있다. 흔히 일컫는 장수마을 노인들을 조사해보아도 그들은 소식을 하고 있다.

문제는 소식을 평생 습관화해야 한다는 점이다. 소식의 위력도 그것이 평생 습관이 됨으로써 가능한 것이다. 즉흥적인 시행이나 전략으로 행해지는 소식은 별 효용이 없다. 그리고 동기가 무엇이건간에 일단 소식을 결정했으면 끝까지 밀고 나가야 한다.

소식은 습관화해야 한다. 무릇 인간의 운명을 좌우하는 것은 그 사람의 몸에 붙어 있는 습관에 달려 있다. 소식의 습관화는 당신의 인생을 건강과 성공의 길로 인도해주는 관건이 될 것이다. 소식하라. 끝까지 소식하라. 소식은 건강과 성공의 지름길이다.

소식은 자연치유력을 높여준다

소식의 효능 중에서 가장 높이 평가되는 것은 소식이 체내에 있는 자연치유력을 높여준다는 점이다. 소식을 계속할 경우 각종 위장병과 췌장염·당뇨병·류머티즘·근육무력증 등 난치병 치료에 효험이 높아진 것은 바로 체내의 자연치유력이 높아진 결과이다. 임신중독증에 걸린 산모에게 1일 900Cal의 저칼로리 식사를 실시한 결과 중독증이 치유됐으며, 아기를 낳은 직후 3일 동안 산모의 식사를 1,200Cal로 줄이는 저칼로리 식사를 실시한 결과 오히려 젖이 더 잘 나왔다는 의학계의 보고도 있다. 뿐만 아니라 일본의 스모 선수들이 아침을 굶고 씨름을 했을 때 더욱 큰 힘을 발휘하여 우승을 했다는 보고도 있었다.

이 모든 것이 현대의 영양학으로는 풀 수 없는 수수께끼들이지만 소식이 가져오는 위력이 대단한 것만은 틀림없다. 따라서 일단 병이 들면 우선 음식 섭취량을 줄이고 공복이 된 후에 취식을 하되, 과식이 안 되도록 주의해야 한다. 그러나 소식이 좋다고 극단적인 감식을 해서는 안 된다. 또 한계가 넘는 소식을 하려면 경험이 풍부한 전문가의 조언을 받아야 한다.

소식은 장수를 약속한다

남미 에콰도르에 빌카밤바라는 인구 천 명 정도의 작은 마을이 있다. 이 마을에는 100세가 넘는 노인이 10여 명이나 살고 있는데, 이곳이 바로 세계 3대 장수촌의 하나다. 그들의 식사내용을 보면 한결같이 소식이며 조식이다. 1일 1,200Cal 안팎의 저칼로리 식사를 하고 있는데, 그것도 고기나 육류 식사가 아니라 밀·옥수수·감자·바나나·포도 등의 곡식과 채소, 과일이었다. 더욱이 그들은 집에서 편안히 놀고 지내는 사람들이 아니었다. 아침 일찍부터 저녁까지 심한 육체노동에 종사하고 있었다.

이것만 보아도 확실히 장수의 비결은 소식하면서 육체를 많이 움직이는 것이 중요한 요건임에 틀림없다. 쥐의 실험에서도 밝혀졌듯이, 소식으로 기른 쥐가 포식시킨 경우보다도 훨씬 더 오래 살았다. 이것은 무엇을 의미하는가? 영양을 많이 섭취한다고 해서 결코 좋은 것은 아니라는 것이다. 그러므로 소식을 하더라도 적당량만 취하면 인체의 면역기능은 더욱 활발해진다.

소식하면 변통이 좋아지고 숙변이 제거된다

소식을 계속하면 무엇보다도 통변(通便)이 전보다 훨씬 좋아진다. 대변이 잘 나온다는 것은 그만큼 몸의 신진대사가 잘된다는 증거다. 음식을 많이 먹어야 뱃속에서 변을 밀어낸다고 착각하기 쉽지만 사실은 소식해야 변이 잘 배설된다. 오히려 대식은 변비의 원인을 유발한다.

변비는 대량의 숙변을 장 안에 정체케 하고 질병을 야기하는 요인으로 작용한다. 특히 단식 후에 과식을 하면 숙변은 기하급수적으로 쌓인다. 즉 과식을 하면 위장은 많은 음식물을 소화해야 하기 때문에 과로해지고, 거기다 과식을 계속하니 차츰 위장의 소화력은 약해진다. 그 때문에 완전한 배설이 불가능해지고 장의 벽엔 변이 정체된다. 이런 습관이 장기간 계속되면 숙변의 양은 점점 더 증가되어 결국은 암의 요인이 되고 만다.

그에 반해 소식을 하면 위장의 부담이 가벼워지고 기능이 완전히 발휘되어 소화 흡수와 배설능력도 한층 강화된다. 이 경우, 소식의 질이 문제다. 똑같은 소식이라도 백미식보다 현미식이 변통에 훨씬 좋다. 그러나 현미식도 과식하면 변비증을 초래하여 숙변의 원인이 된다.

1일 총 섭취 칼로리가 300Cal 안팎이 되는 묽은 죽 또는 600Cal 안팎이 되는 보통 묽기 정도의 죽을 1개월 또는 50일간 계속한 사람의 숙변이 서서히 배설되었다는 실례는 많다. 그러므로 숙변의 배설을 위해서는 굳이 단식치료를 할 것 없이 소식을 꾸준히 계속 하는 편이 위험성도 적고 하기도 쉽다.

소식은 두뇌를 명석케하고 동맥경화를 예방한다

속담에 미련한 놈이 밥 많이 먹는다는 말이 있다. 이 말은 영양학에서도 정곡을 찌른 말이다. 의학적으로 보아도 과식하면 장내에 숙변이 대량 정체하고, 그로 인해 두뇌의 회전이 느려 머리가 둔해지는 것만은 틀림없다. 실제로 단식 후 숙변을 배설하면서부터는 성적이 향상되었다는 학생들이 많다. 확실히 소식을 계속하면 숙변이 배설되므로 머리가 명석해짐은 두말할 필요가 없다.

일반적으로 소식주의자들의 머리가 좋다는 것은 바로 이 때문이다. 소식으로 두뇌가 명석해진다는 것은 곧 기억력이나 판단력이 향상되는 것을 말한다. 사람은 누구나 50세가 넘으면 기억력이 다소 감퇴된다. 그런데 거기다 과식을 계속하면 기억력은 더욱 약화되어 끝내는 반 폐인이 되는 경우도 있다.

이와는 달리 나이는 들었어도 젊은이 못지않은 싱싱한 두뇌의 소유자도 많다. 그런 사람은 거의가 소식주의자들이다. 이들은 언제나 소식하는 습관으로 동맥이 경화되지 않았고 뇌의 신진대사가 활발하나, 1976년 8월에 개최된 제4회 국제 동맥경화증 학술회의에서 식사요법과 운동 등으로 동맥경화증이 치료된다고 보고된 바 있다.

동맥경화는 과도한 콜레스테롤 때문에 생긴다. 콜레스테롤은 고기나 당분 식품을 과식하면 많이 생긴다. 육류와 술을 습관적으로 많이 먹는 사람은 일단 동맥경화의 후보자라고 보아야 한다. 이와는 반대로 현미식에 생야채 및 해조류를 섭취하는 소식주의자들은 동맥경화증에 걸릴 가능성이 거의 없다.

소식하면 수면시간이 단축된다

소식주의의 꾸준한 실천은 수면시간의 단축을 가져온다. 하루에 8시간 자야 하던 사람이 5~6시간으로 족하게 되었다는 사람이 많다. 어떤 사람은 엄격한 소식생활 3개월 만에 밤 11시까지 일하고 새벽 4시에 일어날 수 있었다.

왜 소식하면 수면이 짧아지는가? 그것은 내장의 여러 기관이 그만큼 피로를 덜 느끼기 때문이다. 포식은 위장을 비롯한 간장과 신장에 큰 부담을 주어 쉽게 피로를 부른다. 그리고 잠을 부른다. 그러므로 수면시간을 단축해서 공부를 하거나 일을 해야 할 사람은 필히 식사량을 줄여야 한다. 발명왕 에디슨의 정력적인 연구 뒤에는 소식이 있었다. 에디슨이 거의 철야에 가까운 짧은 수면으로 연구를 계속할 수 있었던 것은 바로 소식 때문이었다.

소식은 식품공해에서도 해방될 수 있다

오늘의 식품공해는 무덤 속의 시체까지도 썩지 않게 한다는 말이 있다. 이것은 방부제가 섞인 식품을 너무 많이 먹고 있는 현대인의 비극적인 운명을 단적으로 희화한 말이다. 이렇듯 현대인들은 식품공해 속에서 무서운 공포를 느끼고 있는 것이다. 바로 이런 때 소식하면 그만큼 공해의 해독에서 멀어진다. 조사에 의하면 시판되고 있는 식품을 주로 먹고 있는 사람들은 하루에 평균 11g의 식품 첨가물을 먹고 있다고 한다.

소식은 또한 장차의 식량위기에 대비해서도 하나의 자구책이 아닐 수 없다. 그리고 소식은 가정경제에도 큰 도움을 줄 수 있다. 마지막으로 소식 습관은 일조일석에 되는 것이 아님을 명심할 필요가 있다. 소식을 관철하는 자, 그는 인생의 행복을 누릴 것이다.

단식은 대자연의 섭리를 이용한 자연요법

사람들은 일단 단식을 두려워한다. 그런데 스웨덴에서는 이미 300년 동안 범국가적으로 단식을 실시하고 있다. 인종학적으로 스웨덴 사람들은 세계에서 가장 우수한 골격과 건강을 가지고 있는 것으로 조사되었다. 이것은 아마 단식의 위력이 남긴 민족의 우생학적 유산일 것이다.

여하튼 단식을 하면 대자연의 힘으로 병의 세포를 파괴하고, 그 파괴된 세포를 혈액이 몸 밖으로 배출한다. 늑막이나 복막염의 열은 내리고, 월경불순의 여성은 월경이 순조로워지고, 각종 성인병은 없어진다.

단식은 우리의 신체에 일대 혁명을 일으킨다. 단식을 하면 먼저 병균의 세포가 파괴되기 시작하고, 분리한 병원균의 파편을 임파나 혈액이 수용해서 체외로 배출한다. 암의 경우에도 조직의 파괴되기 시작한다.

단식을 하면 병원균이 이미 생존할 수 없는 실태가 되어 결핵이나 매독 같은 병도 낫게 된다.

또 단식을 하면 1주일에 체중이 6~9kg 정도 줄어든다. 그러면서 혈관이 넓게 열려 혈액 순환이 더욱 잘된다. 지금까지 분비가 적었던 호르몬도 나오게 된다. 한편으로 병세포는 파괴된다. 이렇게 병세포가 파괴되어 혈액순환이 좋아지면 1주일간의 단식으로 낫는 병도 있고, 10일간 또는 2주일의 단식으로 낫는 병도 있다. 요컨대 인간의 건강을 지배하는 인체기관은 부신피질이다. 이 부신피질 호르몬이 분비되는 덕분에 우리의 병은 낫게 되는 것이다.

그런데 단식은 바로 이 부신피질의 분비를 촉진하는 작용을 한다. 일반적으로 모든 생물에는 자체 내에 병균을 치료하는 자연치유력이 있다. 인간도 마찬가지다. 그런데 그 같은 자연치유력의 힘이 각종 공해와 과식·과로 등으로 인해 악화되는 경우가 많다. 만성병이나 성인병은 그래서 생긴다. 즉 부신피질 호르몬이 나오지 못하게 된 상태에서 병은 발생하고 신체는 허약해지는 것이다. 바로 그 같은 부신피질 호르몬 부진 상태를 촉진하여 자유로이 방출시켜 병균을 파괴하는 작용을 하도록 하는 것이 단식치료법이다.

단식의 효과

위에서도 말했지만 단식은 신체의 대청소 작업과 같은 것이다. 병세포를 체외로 배설해버리는 동시에 한쪽으로는 뇌하수체와 갑상선 또는 고환이나 난소 등의 호르몬 분비를 촉진해주므로 신체의 각 기관이 눈에 띄게 좋아진다. 호르몬의 분비가 활발해지면 피부에 윤기가 나고 기름이 져서 나이 60세의 사람도 30세와 같은 젊은 활력을 가질 수 있다.

중국의 진시황제는 불로장생의 비약을 구하려 했으나 끝내 구하지 못했다. 그러나 그가 오늘 살아 있다면 단식을 했을 것이다. 노화의 길을 걷는 인간에게 다시금 꽃과 같은 청춘을 즐길게 해주는 단식, 이거야말로 청춘부활의 회춘법이라 할 수 있다.

이미 영국·러시아·일본 등지에서는 많은 학자들이 단식의 효과를 인정하고 있다. 일본의 타카히라 히데요 박사는 "실험결과, 단식이 육체를 개조함으로써 완전한 건강을 회복시켜주는 좋은 방법이라는 확신을 얻었다. 단식 후 육체의 회복력은 놀랄 만큼 왕성했다. 병은 낫고, 체중은 단식 이전보다도 증가했다"고 지적했다.

단식은 인체를 젊게 만든다

단식을 하면 몸이 여위는데, 지나치게 여위면 위험하지만 웬만큼 여윈다고 해서 죽는 것은 아니다. 경험이 풍부한 단식 전문가의 합리적인 지도를 받고 실행하면 위험은 없다. 여윈 뒤에 다시 서서히 식사를 조절해가며 원기를 회복하면 새로운 세포가 형성되어 인체가 다시 젊어진다.

또한 단식을 하더라도 혈액의 양은 줄지 않는다. 오히려 인체의 파수꾼인 백혈구 수가 늘어나서 살균력이 더욱 강화된다. 또 단식을 하면 산성 혈액이 알칼리성 혈액으로 변하여 병이 낫는다. 그리고 시각·후각·미각 등 5관의 말단신경이 예민해져서 안구 속의 백내장·녹내장·흑내장 등이 낫기도 하고, 귀가 잘 들리게 되는 경우도 있다.

단식할 때는 어떤 증상이 오는가

단식을 하면 2일째부터 급성 기아(飢餓) 상태가 나타난다. 파괴된 병세포 중에는 폐로부터 호흡을 통하여 나오는 것도 있으므로 숨을 내쉬면 구린내를 풍긴다. 설태가 생기고 입 안에서 나오는 것도 있어 입 안이 끈적끈적하고 냄새가 고약하다.

그리고 단식 초기에는 몸이 나른하고 머리가 무겁다. 시작 후 2~3일이면 오줌 빛깔이 탁해진다. 병세포의 파편은 대부분 혈액과 섞여 있어 오줌으로 나오기 때문이다.

또한 변으로 나오는 노폐물도 있다. 따라서 4일 걸러 설사약을 복용하여 부정물을 배설할 필요가 있다. 1주일 내지 10일이 되면 장에 붙어 있던 숙변이 떨어진다. 설사약을 먹으면 그 숙변이 나와서 하루 동안은 피로를 느끼나 이틀날부터는 몸이 가벼워지고 상쾌해진다. 그러나 위궤양이 심한 사람은 설사약을 먹어서는 안 된다.

단식은 체중감소와 미용에 특효 있다

여자의 비만은 매력에 대한 사형선고와 같은 것이다. 물론 남자의 경우도 비만은 건강의 적이요, 무덤으로 가는 지름길이다. 그러므로 남자건 여자건 단식만 잘하면 비만은 거뜬히 치료할 수 있다.

단식은 과잉 지방을 제거함으로써 신체를 경쾌하게 하고, 과식으로 피로해진 위장과 내장에 휴식을 준다. 그러므로 육체적·정신적 스트레스가 해소되기 때문에 미용면에서 피부를 아름답고 윤기있게 할 수 있다. 따라서 날씬하고 균형잡힌 몸매가 될 수 있다.

단식은 어떤 병을 고칠 수 있는가

혈압이 높고 컨디션이 나쁠 때 단식을 하면 중풍에도 걸리지 않고 뇌일혈로 쓰러질 염려도 없다. 모름지기 혈압이 높거나 신체적인 이상감을 느끼는 사람은 만사 제쳐놓고 단식부터 해볼 것을 권한다.

단식치료법으로 효과를 보았다고 보고된 질환은 참으로 많다. 전문가들 주장하고 있는 단식으로 나을 수 있는 병을 열거해본다.

신경통, 노이로제, 기억력 감퇴, 암, 폐결핵, 난청, 눈병, 축농증, 비후성비염, 무좀, 중풍, 혈압항진증, 동맥경화증, 소신공포증, 불면증, 빈혈, 지방과다증, 피부병, 연주창(결핵성 경부 임파선염), 사팔뜨기눈, 말더듬이, 바세도우씨병, 기관지염, 천식증, 심장병, 간장병, 위산과다증, 위확장, 위하수, 위궤양, 심이지장궤양, 담석증, 신장병, 당뇨병, 류머티즘, 관절염, 성욕감퇴, 조로, 치질, 성적 불능증, 고환염, 나팔관염, 두드러기, 난소농종(卵巢膿腫), 자궁근종, 대머리병, 학질, 겨드랑이 냄새, 불임증, 알콜중독증, 니코틴 중독증, 각성제 중독, 페니실린 및 그 밖의 중독증.

단식할 때 지켜야 할 12가지 주의사항

(1) 단식에 들어가기 전에 설사약을 복용, 단식 전날까지 대변을 깨끗이 할 필요가 있다. 그 뒤로는 1일 1회씩 실시한다. 다만 궤양 환자에게는 설사약이 위험하므로 관장하는 것이 좋다.

(2) 회충이 있는 경우를 대비하여 단식 1~3일째 해인초나 설사약을 복용하면 단식 중 몸 안의 회충이 전부 없어진다.

(3) 단식 중에는 억지로 마실 필요는 없으나 가능한 반 컵 정도의 물을 마시는 것이 좋다. 물은 1일 5홉(900cc). 단식 중에는 생수를 마셔야 한다.

(4) 여성은 항상 월경에 대비할 필요가 있다(월경이 중단된 51세의 여성이 단식 4일째 월경이 나타난 경우가 있었다.)

(5) 단식 도중 기력이 완전히 소진되는 감이 있으면 중단해야 한다.

(6) 단식 3~4일째는 체중이 가장 감소되는 시기이다. 기운이 빠지고

일종의 불쾌감이 따르는데, 단식 중에는 가급적 눕지 않는 것이 좋다. 산책이나 독서 또는 명상을 하거나 앉은 채 몸을 좌우로 흔들어주면 생기를 되찾을 수 있다.

⑺ 단식 중에는 냉수 목욕 이외는 미지근한 물이라도 온수 목욕은 금물이다. 여름에는 특히 그렇다.

⑻ 단식 초기에는 가급적 멀리 산책을 나간다든가 하는 무리한 행동은 피해야 한다.

⑼ 단식 4일째가 되면 오줌이 흐려진다. 이것은 전신의 독 또는 병세포가 분해되어 오줌에 섞여 나오는 증거다. 그것이 멈추고 오줌이 맑아지면 병이 나아가는 증거로 볼 수도 있다.

⑽ 이를 닦을 때는 소금으로 닦는 것이 상쾌하다.

⑾ 단식은 정신력으로 질병을 제압해야 한다.

⑿ 단식은 풍부한 경험이 있는 전문가의 지도를 받아야 한다. 단식에 만용을 부리는 것은 금물이다.

몸에서 냄새가 나면 단식하라

몸에서 냄새가 나는 사람이 많아지고 있다. 특히 육류를 많이 먹고 있는 현대인들의 몸에는 지독한 냄새가 풍기고 있다. 몸에서 냄새가 심하면 부부관계는 물론 대인관계에 있어서도 많은 지장을 초래한다. 그렇다고 향수를 뿌린다고 해서 몸냄새가 근본적으로 없어지는 것은 아니다.

단식 전문가인 미국의 브래그 박사는 몸냄새를 없애는 최선의 방법은 단식이라고 주장했다. 36시간의 단식, 72시간의 단식, 10일간의 단식을 하면 더러운 몸냄새는 말끔히 없어진다는 것이다. 몸에서 냄새가 나

는 것은 몸의 세포 속에 갖가지 독성이 들어 있기 때문이다. 단식은 이
런 독성을 제거해준다.

제2장
정력·스태미나 증강법

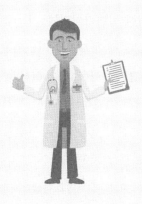

1. 중국 사람은 슈퍼맨이다

섹스는 1주에 3회

필자가 알고 있는 중국인 중에 왕(王)씨 성을 가진 사람이 있다. 일찍이 심근경색이라는 중병을 앓은 적이 잇는 그는 70세의 고령인데도 나이에 어울리지 않을 정도로 왕성한 정력가이다. 들리는 소문에 의하면 한국에 있는 부인은 물론 홍콩에도 두 명의 부인을 거느리고 있다고 한다.

그런데 그 왕씨가 손수 요리해서 먹는 음식을 보고는 그만한 이유가 있겠구나 하고 수긍하지 않을 수가 없었다. 중국 가정에서는 가장이 직접 요리를 만드는 경우가 많은데, 여기에는 불로장수·강장 회춘(强壯回春)의 효과를 노린 특수 요리도 적지 않다.

왕씨 자신이 손수 만들어 먹는 음식의 재료는 닭뼈 토막과 강장강정제로 유명한 당삼(堂蔘)·산약·황기(皇嗜) 등의 생약을 함께 섞어서 2~3시간 가량 삶아 낸 것인데, 약으로 느껴지지 않을 만큼 맛도 썩 좋은 것이었다.

또 왕씨는 과자도 즐겨 먹었다. 중국 과자는 우리나라에서 흔히 보는 과자와는 전혀 그 취향이 다른 것이다. 예컨대 월병(月餠)과 같은 것이다. 그 속에는 잣·호두·들깨·땅콩 따위의 강정(强精)에 효과가 큰 재료들이 많이 들어 있다. 그리고 또 왕씨는 과자 대신 돼지고기볶음을 즐겨 먹는다. 우리나라의 것과는 종류가 다른 이러한 식품들은 단백질을 듬뿍 담은 것으로서 그야말로 고단백질 음식이라 할 수 있다.

또 중국인은 이런 것 이외에도 식사 때마다 영양 가치면으로 보아 아주 실속 있는 음식을 먹고 있는데, 이러한 음식들에는 거의 예외없이 기름을 사용하고 있다. 이런 식사를 날마다 먹는 중국인은 왕씨뿐 아니라 하더라도 스태미나가 왕성하지 않을 수가 없을 것이다.

따라서 정력·스태미나를 증강시킨다는 면에서 볼 때 중국인의 식생활이야말로 본받을 만한 것이라고 하지 않을 수 없다.

의식동원(醫食同源)의 중국적 사고

70세의 노인이 심근경색이라는 치명적인 중환을 치르고 나서도 여전히 왕성한 정력을 가지고 있는 왕씨의 이야기로도 알 수 있듯이 중국 요리는 강장강정식인 동시에 불로장수식을 겸한 것이 많다.

이렇듯 놀라운 효과를 주는 중국 요리는 대체 어떻게 이루어진 것일까? 여기에는 실로 5천 년이라는 길고 긴 세월이 소요되었다. 그리고 그렇게 긴 역사가 흐르는 동안 생겨난 말에 의식동원이라는 것이 있다. 이 말이야말로 중국인의 사고방식을 잘 나타내주는 것이라고 하겠다.

이 말의 뜻인즉, 질병의 예방이나 치료를 평상시의 식사를 통해 이루어 나가자는 뜻으로서, 말하자면 의학과 식사는 그 근원이 같다는 뜻이다.

이와 같이 중국인은 음식과 의약을 구분해서 생각하지 않고 그 근원이 같은 것으로 보고 있다. 중국의 식문화(食文化)를 살펴보더라도 '식(食)'에 대한 그들의 감각은 우리나라 사람들과는 전혀 다르다. '식'뿐만 아니라 '약'에 대한 감각도 다르다.

당나라 시대에 엮어진 중국 최고의 의서(醫書)《황제내경태소(皇帝內

經太素)》라는 책에는 다음과 같은 말이 있다.

「공복감을 채울 때는 '식'이라 하고, 병을 고칠 때에는 '약'이라 한다.」

다시 말하면 '식'과 '의', '식'과 '약'은 원래가 같은 것이라는 뜻인데, 이러한 사고는 중국인의 머릿속에 뿌리깊게 박혀 있다.

중국인은 탐식가(貪食家)이다

중국 사람들은 뱀이나 고양이를 보더라도 그것을 과학적으로 해부해 보려고 생각하기 전에 먼저 그 고기가 어떤 맛을 지니고 있을까 하는 생각부터 한다고 한다. 이것만 봐도 중국 사람들의 음식에 대한 호기심이 어느 정도인지 짐작할 수 있다. 세상의 생물은 모조리 도마 위에 올려놓고 그것을 요리로 만들어 먹지 않고는 배기지 못하는 민족이라 해도 결코 지나친 말은 아니리라.

이런 까닭에 개·고양이·뱀 따위는 말할 것도 없고 코끼리 코·낙타 혹·곰 손바닥까지도 이미 수천년 전부터 궁중식탁에 올랐으며, 그것은 오늘날까지도 고급 연회석에는 빠지지 않고 나온다.

요즘 우리나라에서도 호르몬 요리라 해서 인기를 모으고 있는 이른바 내장 요리도 그 본고장은 중국이다.

돼지를 예로 들더라도 위·장·혀[舌]·간장·심장·신장은 물론 뇌·정동맥·폐장 등 얼른 생각하면 징그럽기까지 한 부분까지도 저마다의 특성에 맞는 훌륭한 요리로 만들어서 즐겨 먹고 있는 것이다.

어느 중국 요리 전문가는 다음과 같이 말한 바 있다.

"중국인의 음식에 대한 사고방식은 맛이라는 것에 못지않게 그 약효에 대해서도 중요시 여긴다. 불로장수·강장 회춘에 효력이 있다는 음식은 닥치는 대로 먹어치운다."

여기에서 바로 의식동원의 사고방식이 생기고, 한약과 음식이 표리 일체의 관계로 얽히게 된 것이라 할 수 있겠다.

강장강정식(强壯强精食)이란?

강장강정식의 뜻에는 두 가지가 있다. 하나는 스태미나를 만드는 것을 목적으로 하는 것이고, 다른 하나는 성력(性力)을 증강시키는 것을 목적으로 하는 음식물이다. 그러나 실제로는 위의 두 가지 목적을 겸한 강장강정식이 대부분이기 때문에 양자를 구별하기란 그리 쉬운 일이 아니다.

강장강정식은 우선 영양소를 골고루 지니고 있어야 한다. 즉 양질의 단백질·지방(특히 식물성 기름)·비타민·미네랄 등의 영양소를 적절하고 풍부하게 함유한 것이어야 한다. 예컨대 비프스테이크에 샐러드, 그리고 불고기에 나물(채소를 데친 것) 등이 그것이다.

또한 강장강정식에는 특정한 내장이나 조직을 강하게 하는 음식물이 첨가되어야 더욱 효과적이다.

가령 식물성 기름의 경우, 이 속에 있는 리놀산은 부신피질(副腎皮質)에서 나오는 스트레스 대항의 호르몬, 특히 남성 호르몬의 생산을 촉진한다. 마늘은 정자(精子)의 증식을 촉진하는 작용을 하고 있다. 또 인삼은 단백질의 합성을 촉진하고 체력을 증강시키는 중요한 기능을 하는 것으로 알려져 있다.

이와 같이 영양소가 적절하게 배합된 식사에는 정력증강을 꾀하는 식품을 알맞게 첨가하는 것이 정력·스태미나 증강에 큰 효과를 얻을 수 있다.

또한 정력·스태미나를 증강시킬 경우 간장이나 위장이 약하면 충분

한 효과를 기대하기 어려우므로 언제나 이러한 내장기관을 튼튼하게
하기 위한 노력을 게을리 하지 말아야 할 것이다.

2. 스태미나식을 충분히

약을 과용하면 목숨을 잃는다

　요즘에는 특히 약을 좋아하는 사람이 많다. 그중에는 식사를 거르는 일은 있어도 약만은 빠짐없이 복용하는 사람도 간혹 볼 수 있다. 조금 피로하다고 해서 비타민제나 드링크제를 먹고는 마치 약없이는 피로를 푸는 방법이 없는 듯한 표정을 짓는 사람도 있다.

　이와 같이 약을 좋아하는 사람이 차차 늘어가고 있는 원인에는 본인 자신의 성격이나 성미에 연유하는 경우도 있겠으나, 그보다는 신문·잡지·TV 등 매스콤을 통한 광고에 현혹된 경우가 더 많다. 공해에는 여러 가지가 있겠지만 약(藥) 공해야말로 결코 가볍게 생각할 수 없는 심각한 것이라 하지 않을 수 없다. 광고에 현혹되어 약을 과용한 나머지 간장이나 위장을 해친 사람들이 날로 늘어가고 있다는 사실을 잊어서는 안 된다.

　그런데 간장 질환이 생기는 것은 술을 과음한 탓이라고 생각하는 사람이 많은데, 반드시 그렇다고는 할 수 없다. 간장 질환은 급성과 만성 두 가지로 구분할 수 있다. 사실 급성 간염의 경우는 술이나 약의 과음 또는 과용이 원인이 되는 경우가 있으나, 바이러스 감염에 의한 것도 흔히 있다.

　바이러스 감염은 두 가지로 나눌 수 있다. 하나는 이른바 혈청 간염

(血淸肝炎)인데, 이것은 대개 수혈(輸血)에 의해서 일어나는 경우가 많다. 다른 하나는 음식물이 매개체가 되어 입으로 들어가는 유행성 간염이 그것이다.

간장은 인체의 대화학공장

간장이 나빠지면 건강생활은 물론 생명마저도 위협을 받게 된다. 왜냐하면 간장은 인간에게 필요한 여러 가지 중요한 기능을 하는 것이기 때문이다.

우리들이 먹는 음식물이 일단 간장에서 검문을 받게 된다. 그것은 영양분과 유해물로 나뉘어진다. 영양분은 체력을 조성하고 에너지원·저장 등에 쓰이게 된다. 그리고 유해물은 여기에서 걸러져 해독(解毒)을 하게 된다. 간장이야말로 실로 교묘한 화학공장이라고 하지 않을 수 없다.

그러므로 간장이 나빠지면 몸 전체가 그 영향을 받게 된다. 스태미나가 없어지고 피로해지기 쉬우며 식욕이 떨어지고 배가 부어오르거나 구토증이 일어나기도 하며 때로는 오줌 색깔이 다갈색으로 변하기도 하는데, 이것이 심해지면 황달(黃疸)이 나타나기도 한다. 그리고 병에 걸리기 쉬우며 약물중독을 일으키기도 쉽다. 또한 얼굴 모습이 달라지고 노화현상이 빨리 찾아오게 된다.

그러므로 무엇보다도 간장을 튼튼하게 하는 것이 제일 중요한 일이다. 물론 위장도 건강해야겠지만 이것 역시 간장의 힘을 빌지 않고는 안 되는 것이다.

간장 질환을 치료하려면 안정과 식사요법이 중요하다. 지금까지 간장 질환에는 기름기가 좋지 않다고 하여 기름 종류는 일체 섭취를 금지시키고 안정을 위주로 하는 식사요법을 해오고 있다. 이것은 급성 질환인 경우에만 해당되는 것으로서, 증세가 호전되면 오히려 기름기를 적극적으로 섭취해야 한다.

이와 같이 기름이나 육류를 사용한 요리는 간장 질환에 좋을 뿐만 아니라 간장을 튼튼히 하는 데도 좋은 효과를 낸다. 따라서 밥이나 당질의 것만을 먹거나 김치 안주 등으로 술을 마시는 습관을 계속하면 영양의 균형이 깨어져 간장에 질환을 일으키기 쉽다. 흔히 술을 많이 마시면 간장이 나빠진다고 하는데, 이것은 술만 마실 뿐 영양을 충분히 섭취하지 않는 데에 그 원인이 많다. 그러므로 술을 마실 때에는 가능한 한 육류나 그 밖의 기름기가 있는 것을 안주로 하여 단백질을 술과 함께 섭취하는 것이 좋다.

위를 너무 혹사하지 말라

우리나라 사람들은 쌀밥을 주식으로 하여 많은 분량을 먹기 때문에 위는 그것을 소화시키기 위하여 쉴새없이 활동하지 않으면 안 된다. 더욱이 이것은 하루이틀에 그치는 일이 아닌, 1년 365일을 계속해야 하므로 위가 당해낼 수가 없다. 당연히 피로에 지친 위는 장애를 일으켜서 갖가지 질병을 유발하게 되는 것이다.

그러므로 밥을 주식으로 하는 사람일수록 고지방·고단백질의 식품을 섭취함으로써 위의 부담을 덜도록 해야 한다.

기름기 요리는 위를 지킨다

흔히 기름기가 많은 식품은 위에 좋지 않다고들 한다. 그러나 오히려 그와 정반대이다. 사실 기름기 있는 음식을 먹으면 위가 거북해지는 사람이 있는데, 이것은 기름기 있는 음식을 먹어서가 아니라 그 위에다 밥

따위를 많이 먹었기 때문이다.

기름기 요리를 먹으면 위장은 이것을 생리적으로 충분히 소화시켜 흡수하는 작용을 하기 때문에 위 운동이 완만해지고 위액(胃液)의 분비도 적어지는 결과가 된다. 따라서 위는 안정을 얻을 수 있고, 음식물이 오랫동안 머물러 있어도 피로해지지 않는다. 그러므로 위 질환을 일으킬 수 있는 가능성이 그만큼 적어지는 것이다.

단백질과 지방질을 충분히

성인 남자는 하루에 2,200~2,500Cal의 열량이 필요하다. 과격한 운동이나 육체노동을 하는 사람들 경우에는 3,000~4,500Cal의 열량이 필요하다고 한다.

인간이 살아나가기 위해서는 단백질과 지방질 그리고 함수탄소의 3대 영양소 이외에도 비타민이나 미네랄이 필요하다. 이것이 골고루 알맞게 섭취되어야만 건강이 좋아지고, 따라서 스태미나도 생기게 되는 것이다. 이 가운데서 함수탄소나 지방질은 주로 칼로리원으로 사용된다. 즉 신체를 움직이는 연료가 되는 것이다.

한편 단백질은 주로 몸을 조성하는 데에 사용된다. 즉 단백질은 근육·내장·혈액·피부는 물론, 머리카락·손톱·뼈 등을 이루는 중요한 구성분자이다. 또한 췌장이나 뇌하수체 등의 호르몬, 기관에서 나오는 호르몬, 신체의 화학반응에 종사하는 효소(酵素), 질병에 대한 저항력을 붙여주는 면역체 등 이러한 것들은 모두가 단백질이 그 주성분이다. 그리고 이러한 것들을 만들어 단백질은 항상 새로운 것으로 바꾸어져가기 때문에 그 몫을 끊임없이 보충해주지 않으면 안 된다. 만일 그것이 제대로 보충되지 않으면 체력과 스태미나가 소모되고 마는 것이다.

50

특히 스트레스가 더해지면 체내의 단백질이 자꾸만 분해되어버리기 때문에 아래와 같이 양질의 단백질 식품을 충분히 섭취하지 않으면 안 된다.

즉 육류·생선·계란·우유·치즈·두부 등의 콩 가공품과 같은 것인데, 이런 식품을 많이 먹는 것이야말로 스태미나를 증강시키는 첩경이 될 것이다.

스태미나 조성에 필요한 아미노산

단백질을 구성하는 20가지 종류의 아미노산 가운데 로이신이스로이신·바린·메티오닌스테오닌·페닐알라닌·트리프로판·리진이라 일컫는 8종류의 아미노산을 필수 아미노산이라고 한다. 이들은 신체 내에서 만들어지지 않는 것이기 때문에 몸 밖에서 음식물을 통해 보급하지 않으면 안 된다.

앞에서 이미 설명한 바와 같이 단백질에는 동물성과 식물성으로 나눌 수 있다. 이중에서 식물성 단백질에 비하여 영양적으로 우월한 동물성 단백질을 평소 단백질 섭취량의 40% 이상을 섭취하는 것이 이상적이라 할 수 있다. 그리고 단백질 식품을 섭취할 때는 양에 치우치지 말고 질적으로 우수한 식품을 취하는 것이 좋다. 질이 좋다고 함은 필수 아미노산을 얼마만큼 함유하고 있느냐에 따라서 결정되는 것이기 때문이다.

정력감퇴 원인은 단백질 부족

단백질이 부족하면 성호르몬의 분비가 저하된다. 어떤 학자의 연구에 의하면 단백질이 적은 식사를 2~3주 동안 계속해서 먹었더니 머리가 아프고 노곤해지며 기력이 없어지고 식욕도 감퇴되는가하면 위 상태도 현저하게 나빠지는 증상이 일어났다고 한다.

이와 같은 경우에는 남성 호르몬과 스트레스에 대항하는 호르몬인 부신피질에서의 분비량이 감소된다. 요컨대 평소의 식생활에서 단백질이 부족하면 스트레스나 섹스에도 약해진다는 것을 알 수 있다.

강장강정 작용이 풍부한 식물유

단백질의 당질은 1g당 4Cal의 열량을 낼 뿐이지만, 지방은 그 2배에 가까운 9Cal를 낼 수 있다. 그러니까 적은 양으로 보다 많은 에너지를 산출하기 때문에 스태미나를 만들기에 가장 알맞은 식품인 것이다.

예컨대 100Cal의 열량을 내는 데에는 기름으로는 큰 숟갈 하나로 충분하지만 밥이라면 70g이나 먹어야 한다. 양적으로 큰 차이가 있는 것이다.

이런 까닭에 기름 요리는 스태미나식이라고 할 수 있다. 물론 기름 요리에는 양질의 단백질, 그리고 비타민, 미네랄의 공급원인 채소나 과일을 적당히 곁들여 먹어야 한다. 가령 비프 스테이크에 샐러드를 곁들여 먹는 것은 보통 밥에다 김치를 곁들여 먹는 것보다 훨씬 스태미나를 증진시켜 준다.

이와 같은 지방 식품은 스태미나원으로서 훌륭한 것인데, 최근에는 지방 가운데서도 식물유가 더 좋다는 것이 판명되었다. 즉 이 속에 들어 있는 리놀산은 스트레스에 대항하여 신체의 저항력을 높여주는 호르몬인 콜치코이드, 그리고 정력증강을 관장하는 남성 호르몬의 분비를 더욱 촉진시키는 작용이 있다는 것이다.

그러므로 평소에 식물유를 듬뿍 사용한 요리, 예컨대 육류나 생선튀김 따위를 많이 섭취하면 스태미나도 증진되고 정력도 왕성해 질 것이다.

정력증진에 좋은 인지질(燐脂質)

예부터 오징어나 조개류를 먹으면 정력이 증진된다고 한다. 그런데 오징어나 조개류에는 인지질이 많이 함유되어 있다는 사실이 밝혀졌다.

전문가의 실험에 의하면 인지질, 특히 레시친은 부신피질 호르몬의 산성(酸性)을 촉진한다고 한다. 이 호르몬은 남성 호르몬의 일종인 17케트스테로이드와 스트레스에 대항하는 호르몬이다. 이러한 호르몬이 충분히 나온다는 것은 곧 정력·스태미나 증강으로 연결되는 것이다.

정력·스태미나 증강에 필요한 비타민

신체의 건강을 유지하는 데는 어떤 종류의 비타민도 모두 다 필요한 것이지만, 여기서는 특히 정력·스태미나 증강에 유용한 비타민에 대해서만 설명하기로 한다.

우선 비타민 A로 말하면 이것은 피부와 점막을 보호하고 튼튼하게 해주는 기능을 한다. 따라서 이것이 부족하면 정력이 갑자기 쇠퇴해진다.

우리나라 사람에게는 비타민 B1이 부족하기 쉽다. 이것은 주식 편중, 즉 쌀밥을 주식으로 하기 때문이다. 이와 동시에 비타민 B2의 부족도 눈에 띄게 많다. 비타민 B2가 부족하면 아무리 비타민 B1을 공급해도 효과가 없다. 그것은 이 두 가지 비타민이 서로 협력해야만 비로소 당질이나 지방의 이용이 원활해지기 때문이다.

그리고 비타민 C는 부신피질 호르몬의 합성에 관계하고 있는 것이기 때문에 신체의 저항력을 높이고 스태미나를 강하게 만든다.

또 비타민 E는 불임증(不姙症) 비타민으로 일컬어지고 있다. 이것이 부족하면 남자는 성기가 위축되고 여자는 유산하기 쉽다. 연구에 의하면, 비타민 E를 많이 섭취한 사람은 정자의 숫자가 늘어나게 됨으로써 불임증에 효과가 있는 것으로 알려졌다.

3. 정력을 증진시키는 식품들

인삼

1) 인삼의 유래

인삼이란 이름은 지금부터 약 2,000년 전 중국의 전한(前漢) 원제(元帝) 때의 사람인 사유(史遊)의 저서 《사유선(史遊撰)》에 처음으로 '삼(蔘)'이라는 말이 나온 데서부터 비롯된다.

그러나 당시의 삼이 오늘날의 인삼과 같은 것인지 어떤지는 분명치 않다. 현재 쓰이고 있는 것과 같은 것으로 여겨지는 인삼은 후한(後漢)시대의 장중경(張仲景)이 엮은 상한론(傷寒論)에 적혀 있는 인삼이다.

뭐니뭐니해도 인삼은 깊은 산중에서 나는 천연삼이어야 영약이다. 이러한 생각은 중국뿐만 아니라 우리나라에서도 거의 미신에 가까울 만큼 뿌리깊게 박혀 있다. 우리나라의 개성(開城) 인삼은 너무나 유명하며, '고려 인삼'이라는 이름은 널리 해외에까지 알려져 있다.

2) 인삼의 재배

인삼의 성장·발육에는 위도(緯度)의 자연적인 제한이 있다. 그리고 그 위도 내에서도 일정한 온도·습도·지형·층(層)을 가지고 있는 부식토, 그리고 환경으로는 활엽수가 우거진 밀림 속에 약간의 광선이 들어오는 장소 등 매우 까다로운 조건을 필요로 한다.

인삼을 재배하려면 되도록 새로 개간한 땅을 갈아 일광 소독을 한 다음 씨앗을 심어 2년생과 4년생을 가려 뽑는데, 이것은 주로 백삼(白蔘) 재배법의 경우이다.

인삼 재배의 특징인 동시에 또한 대량생산의 장애가 되고 있는 것은 인삼을 한 번 수확한 밭에서는 연작(連作)을 할 수 없다는 점이다. 이것은 곧 인삼이 흙 속의 영양분을 모두 흡수해버렸기 때문이다.

3) 인삼의 성분

현재까지 연구된 바에 의하면, 인삼에는 영약이라는 이름 그대로 많은 종류의 성분이 들어 있다고 한다.

약효의 주체로 여겨지고 있는 것은 인삼 중에 약 4% 가량 함유되어 있는 10여 종의 사포닌류이다. 즉 진세노사이드 PX라고 불리는 것이다. 그 밖의 성분으로는 인삼 특유의 냄새를 풍기는 정유파나센 그리고 피토스테린 B-시토스테롤, B-에레멘, 다오코스테린, 파나키시놀, 파나쿠소놀, 파낙스산, 각종 비타민 B군, 글루타민산, 시스틴, 티로신, A-아미노프틸산, 포도당, 과당, 서당, 말토스 등이 함유되어 있다.

4) 만능약 '인삼'

중국에서는 예부터 전해 내려오는 한방의서(漢方醫書)를 정리하여 인삼의 칠효설(七效設)을 발표한 바 있는데, 이를 간단히 소개하면 다음과 같다.

① 보기구탈(補氣救脫) : 피로를 회복시킨다.

② 익혈복맥(益血復脈) : 빈혈이나 저혈압에 좋다.

③ 양심안신(養心安神) : 노이로제나 자율신경 실조증에 효과가 있다.

④ 생진지갈(生津止渴) : 갈증을 멎게 하고 자윤 작용(滋潤作用)이 있다. 예컨대 당뇨병 등에 좋다.

⑤ 보폐정천(補肺定喘) : 호흡곤란을 덜어준다. 예컨대 폐결핵이나 천

식 등에 효과가 있다.

⑥ 건비지사(建脾止瀉) : 위장을 튼튼하게 해준다. 예컨대 건위(健胃)·
정장·변비 방지·설사 회복·식욕 증진 등에 효력이 있다.

⑦ 탁독합창(托毒合瘡) : 피부가 거칠어졌을 때나 피부병에 좋다.

5) 성욕 중추(中樞)를 흥분시키는 인삼

일본의 요네가와[米川捻]는 인삼의 알코올 올레키스로부터 사포닌의
일종인 진세닌을 추출해낸 사람이다.

그런데 이 진세닌은 성욕기능을 회복·증진시키는 작용이 있으며, 특
히 성적 신경쇠약 때문에 폐인이나 다름없게 된 환자에게도 큰 효과가
있다고 한다.

마늘

1) 마늘의 약효

마늘은 양념으로서도 없어서는 안 될 식품이지만 약용으로서도 거의
만능에 가까운 효과를 발휘하고 있다. 특히 마을의 효능 중에서도 강장·
강정·식욕 증진·정장·변비·보온·항균·구충·정신 안정·이뇨(利尿)·혈압
강화·각기병·류머티스·신경통·신경 마비 등에 좋다고 한다.

마늘의 효능은 알라신이나 스콜지닌에 의해 나타난다고 하지만, 그
것은 마늘 속에 함유되어 있는 성분의 종합 작용에 의한 것으로 보는 것
이 타당하다.

2) 무취(無臭) 성분의 강장·강정 효과

최근의 연구결과 마늘에서 무취의 스콜지닌이라는 유효성분을 추출
해내는 데 성공했다. 이것이 바로 마늘의 강장·강정 효과에 분체가 되는
것이다.

그런데 냄새가 없는 마늘은 독이 제거된 아편과 같이 강장·강정 효과도 없을 것이라고 믿는 사람들이 많은데, 그것은 사실과 다르다. 실험결과에 의하면, 마늘에 열을 가하여 냄새를 제거해버려도 스콜지닌이라는 강장·강정 성분은 없어지거나 파괴되지 않는다는 것이다.

또 마늘 속에는 강장·강정과 깊은 관계를 가지고 있는 무틴이라는 물질이 들어 있는가 하면, 정자의 성분인 과당·알기닌 등도 다량 함유되어 있다.

3) 마늘 냄새를 없애는 법

마늘 냄새를 없애려면 우선 열을 가해야 한다. 삶아도 좋고, 구워도 좋고, 또 볶거나 데쳐도 좋다.

생마늘이나 또는 그 요리를 먹었을 때 구취(口臭)를 없애는 방법에는 다음과 같은 것들이 있다. 볶은 커피 콩 5~6알을 꼭꼭 씹은 다음 물로 양치질을 하거나, 그 땅콩 5~10알을 꼭꼭 씹는 것도 좋다. 또 우유를 마시는 것도 방법 중의 하나이다. 우유를 마실 때는 꿀꺽꿀꺽 단숨에 마셔버리면 별로 효과가 없다. 우유를 씹어먹듯이 천천히 마실수록 더욱 효과적이다.

구기(拘杞)

1) 불로장수약 '구기'

지금으로부터 2천여년 전에 엮어진 중국의 명저 《신농본초경(神農本草經)》은 약에 관하여 매우 흥미있는 분류법을 적용하고 있다. 즉 약을 상약·중약·하약의 셋으로 나누고 있는데, 상약이란 말하자면 양명(養命)하는 약을 가리킨다. 경신내로(輕身耐老), 즉 몸을 가볍게 만들고 늙음을 견디어내는 약이다. 한마디로 말해서 불로장수약이라는 뜻이다. 그런데 구기는 그 상약 속에 들어 있다. 상약에는 이 밖에 인삼·감초·벌꿀·깨와 같은 것들이 있다.

2) 구기의 약효

구기 열매의 물 추출 성분을 동물에게 주어 보면, 우선 중추 및 말초선에 부교감 신경을 자극하는 작용이 있다. 그래서 심장의 운동이 억제 당하거나 혈압이 내리거나 한다. 또한 구기는 장관(腸管)을 수축시키기 때문에 위하수나 변비에 좋으며, 간장의 기능을 원활하게 하는 기능도 한다.

현재까지 알려진 구기의 약리 작용은 이 정도의 것이나, 실제로 민간에서 사용하여 효과를 얻었다는 질병을 들어보면 다음과 같다.

고혈압, 저혈압, 동맥경화, 심장병, 빈혈, 귀울림, 당뇨병, 간장병, 심장병, 결핵위장병, 황달, 신경통, 관절염, 근육염, 천식, 화상, 찰과상, 안질, 비대증, 감기, 피부 습진, 무좀, 주근깨 등. 실로 구기는 만병통치의 효과가 있다고 하겠다.

벌꿀과 로열젤리

1) 용도가 다양한 벌꿀

벌꿀이 몸에 좋다는 것은 널리 알려진 사실로서, 이미 5천년 전부터 애용되고 오고 있다.

고대 이집트에서는 아기의 생일 의식으로 입술에다 벌꿀을 발라주는 습관이 있었다고 한다. 또한 결혼식 선물로도 쓰였다고 한다. 그리고 흥미있는 것은 이집트에서는 벌꿀이 하제(下劑) 구충제로도 사용되었다는 사실이다. 이 밖에 화상이나 피부병에 좋다든가, 화장품으로 쓰면 피부가 고와진다고 전해 내려오고 있다.

벌꿀이 서민의 일상생활에 등장한 것은 그리스·로마 시대부터였다고 한다. 주로 요리에 많이 쓰였다고 하는데, 로마 요리에는 반드시 꿀이 들어 있었다고 전한다.

중국에서도 요리에 벌꿀을 많이 쓴다. 특히 주목할 것은 벌꿀을 강정 식품으로 귀중하게 여기고 있는데, 강장·강정의 한약을 만들 때에는 꼭 벌꿀을 썼다고 한다. 우리나라에서도 옛날부터 이질·티프스·폐렴과 같은 급성 열성 질환이나 피부병에 좋은 것으로 알려져 있다. 이 밖에도 충치·당뇨병·기생충 구제에 쓰이는 등 만능약이나 다름없는 취급을 받고 있다.

한 연구결과에 의하면, 벌꿀에는 증혈 작용·위와 십이지장궤양 방지 작용·혈압 강하 작용·강간(强肝) 작용·숙취 해소 작용·경통(經痛)이나 류머티스를 고치는 작용·암을 예방하는 작용 등이 있다고 한다.

2) 벌꿀의 강장·강정 작용

예부터 벌꿀에는 강장·강정 작용이 있는 것으로 알려져 왔다.

로마의 시인 오비디우스의 《아루스 아마토리아》라는 책에 매우 재미있는 대목이 나오는데, 밖에서 여자와 더불어 재미를 보고 집에 돌아온 날 밤, 이것을 아내에게 감쪽같이 속이려면 벌꿀과 둥근파·달걀 그리고 잣을 먹으면 된다는 것이다.

그러면 이와 같은 강정 효과는 어디서 연유하는 것일까? 그것은 벌꿀의 주성분인 포도당과 과당(果糖)이 체내로 들어가서 에너지로 변하기 때문에 스태미나가 생기고, 그 결과 성의 능력도 증진되는 것이 아닌가 여겨지고 있다.

3) 로열젤리의 효율

지난 3세기 간에 걸친 학자들의 임상연구에 의하면 로열젤리는 성기

능 부전·정신 불만·갱년기 장해·혈압의 부조·수술 후의 쇠약·선병질·
소아 발육 부전 그리고 특히 피부회복과 노쇠방지에 괄목할 만한 효과
가 있다고 한다.

이러한 로열젤리가 로마 교황의 생명을 건져준 이야기는 너무도 유
명하다. 80세를 지난 로마 교황 피오 12세가 위독한 상태에 빠졌을 때 시
의(侍醫)인 리카르토 갈레아지 리시 박사가 로열젤리를 투여해서 기적적
으로 회복시켰던 것이다.

4) 로열젤리의 강장·강정 효과

빈사 상태에 빠진 노인을 회생시킬 정도의 효과를 가진 것이 로열젤
리라면, 정상 상태의 사람에게는 더욱 놀라운 효과를 나타낼 것이라고
생각할 것이다.

그러나 실험결과에 의하면, 로열젤리의 속효성은 그다지 기대할 수
없지만 오랫동안 사용하면 위 상태가 좋아지고 식욕이 증가되는 것은
사실이라고 한다. 그리고 이러한 효과는 그대로 강장·강정으로 연결되
는 것이라고 보아야 할 것이다.

감초

1) 만능약으로서의 감초

한방약에서 없어서는 안 될 감초는 이미 4천년 전의 아득한 옛날부터
쓰여지고 있었다. 인도의 성자(聖者)들이 감초를 강장제·생명의 영약 또
는 미용제로 대중에게 널리 권했다는 사실도 경전(經典)에서 찾아볼 수
있다. 또한 감초는 중국에서도 만능약이라 하며 많은 사람들이 애용하
고 있다.

그리고 상형문자로 기록된 이집트 역사에서는 파라오 시대에 마이사

스라는 음료에다 감초를 사용했다는 기록이 남아 있고, 알렉산더 대왕이 감초를 불가결의 병량(兵糧)으로 취급하여 각지의 원정에 반드시 이것을 휴대하고 다녔다는 사실도 기록에 남아 있다. 이와 같이 감초는 제왕부터 일반 서민에 이르기까지 널리 사용되어 오고 있는 것이다.

감초는 글자 그대로 매우 강한 단맛을 지니고 있어 사탕보다도 약 50배나 더 달다. 그 주성분은 그리칠리틴이라 불리는 것인데, 이것은 사탕의 약 250배나 되는 단맛을 지니고 있다. 최근에는 비대해지지 않는 감미료라 하여 귀중하게 여겨지고 있다.

2) 강장제로서의 감초

예부터 감초는 강장제로서 알려져 있는데, 그 근거가 어디에 있는가는 분명치 않다. 그러나 우선 생각할 수 있는 것은 감초의 주성분인 그리칠리틴에 해독 작용이 있다는 점이다. 이것은 여러 가지 독물이 몸에 침범하지 못하게 지켜줌으로써 건강을 유지시키는 작용을 하는 것으로 보인다.

특히 한방의 처방에 감초를 넣으면 독이 있는 생약의 힘을 완화시킨다고 하며, 한방약에 부작용이 적은 것도 감초의 힘 때문이라고 하는 설도 있다.

3) 그 밖의 작용

지금까지 밝혀진 감초의 작용으로는 위궤양에 특히 좋을 뿐만 아니라 진해 작용·해열 작용·혈당 강하 작용·항백혈병 작용·항생 물질 작용 등이다.

4. 정력·스태미나 증강의 실제

식사 이외의 정력감퇴 원인

고단백질·고지방 식사를 계속해도 정력이 신통치 못하다고 푸념하는 사람들을 흔히 본다. 그리고 대개는 그저 나이 탓이겠거니 하고 체념해버리기가 일쑤다. 확실히 남성 호르몬의 양은 20세 전후에서 절정에 이르며, 40세 무렵까지 어느 정도 계속되다가 그때부터 차차 감퇴하기 시작한다. 40세 무렵부터는 좀 더 빠른 속도로 줄어들기 시작하여 60세에 이르면 청·장년기의 약 2/3, 70세가 지나면 1/3로 감소된다.

미국의 워너 박사는 갱년기 장애의 증상으로서 37종을 들고 있는데, 그중 주요 증상은 성기능 감퇴·신경질 증가·성욕 소실 및 감퇴·초조감 빈발·피로감과 우울증 증가·기억력과 집중력 저하·수면 불능·무관심·침착성 상실·노하기 쉬운 증상 등이다.

이중에서 주목할 것은 섹스에 관한 증상이다. 그리고 이러한 증상이 나타나게 되는 것은 남성 호르몬의 분비가 감소되었기 때문이라고 워너 박사는 설명하고 있다.

그러나 다른 여러 가지의 실험·연구 결과에 따르면 섹스에 관한 증상은 반드시 성호르몬에만 관계되는 것은 아닌 듯하다. 그것보다는 오히려 정신적 혹은 육체적인 문제에 크게 관계되는 것으로 보여지고 있다.

다른 조사결과에 의하면, 성행위가 잘되고 안되는 것은 쾌락의 습관이 40%, 상호간의 애정이 40%, 그리고 나머지 20%가 남성호르몬에 의해 이루어진다고 한다. 요컨대 정신적인 것에 의해 좌우된다는 것이다.

이렇게 되면 아무리 체력이 좋더라도 정신적으로 원인으로 인해 성욕이나 성행위가 잘 이루어지지 않는 경우가 많다는 이야기가 된다. 그러므로 정력증강을 위한 식사도 중요하지만, 이러한 정신적인 문제도 해결해 나가지 않으면 안 된다.

문제는 정신자세에 있다. 열등감이나 실망감을 가지고 있으면 이것을 빨리 제거해야 한다. 스트레스는 기분의 전환으로 해소해버려야 한다. 그러기 위해서는 취미생활을 가져야 한다. 여행·등산·낚시·골프·관화(觀畵) 등도 좋은 방법 중의 하나가 될 것이다. 그리고 아침에 일찍 일어나서 그다지 피로하지 않을만한 거리의 등산을 하는 것도 좋다. 어쩌면 산에서 내려와 집으로 들어서자마자 성욕을 느끼게 되어 부인을 기쁘게 해줄지도 모른다.

그러나 성행위를 원만하게 수행하려면 역시 체력이 문제가 되지 않을 수 없다. 이를 위해서는 평소의 식생활도 중요하지만 적당한 운동으로 근력과 심장 그리고 폐 등 내장기관의 능력을 강하게 만들어 놓아야 한다는 것도 잊어서는 안 될 것이다.

영양과 밸런스가 잡힌 식사

앞에서 이미 설명한 바와 같이 정력·스태미나를 증진시키기 위해서는 평소의 식사를 고지방·고단백질의 중국식 또는 서양식 식사로 하는 것이 좋다. 이렇게 말하면 무슨 특수한 식품을 기대하고 있던 사람들은 실망할지도 모른다. 그러나 이것은 약에만 의지하려는 사람의 생각일 뿐, 흔히 영양학적으로 강장강정식이란 바로 양질의 식사를 말하는 것이다.

다시 말해서 영양과 밸런스가 잡힌 식사, 이것이 바로 강장강정식인 것이다. 적당한 운동과 스트레스의 해소, 그리고 양질의 식사는 무한한 정력과 스태미나를 안겨줄 것이다.

정력과 신허요통

1) 정력을 감퇴시키는 행위

신허(腎虛:남녀 성기의 허약함)란, 신수기(腎水氣)가 양기화(陽氣化)하여 정력으로 나타나는데 그 기능이 약화되어 정력이 감퇴된 것을 신허약(腎虛弱) 신허노(腎虛老)라고 한다.

신허, 즉 정력감퇴에 빠지게 되는 대표적 원인과 증상을 분석해보면 다음과 같다.

① 마음이 내키지 않는데도 상대방의 요구에 따라 무리한 성교를 하여 정(精)의 고갈을 가져와 절기(絶氣)가 된다.

② 흥분만 앞서서 교섭하여 조루가 된다.

③ 충분히 발기가 되기 전에 교접하여 전신의 맥이 고르지 못하게 된다.

④ 땀을 지나치게 흘리고 채 마르기도 전에 교접함으로써 기가 누설된다.

⑤ 내상(內傷) 질환이나 체력소모가 많은 뒤에 바로 교접하여 순환에 장애를 가져온다.

⑥ 음탕한 여자를 만나 기를 남용하는 데서 정력이 남용된다.

⑦ 운동한 후 바로 무리한 교접을 행하여 피가 고갈된다.

체력이 건강한 사람이 갑자기 그리고 자주 범방(犯房)하였을 때 신허와 요통이 나타남을 흔히 볼 수 있다. 신허하여 양기가 현저하게 감퇴되고 정력이 쇠퇴하였을 경우는 다음과 같은 현상이 나타난다.

정수가 저절로 흘러나옴은 기(氣)가 상했기 때문이다. 정력이 극도로 쇠퇴하여 교접이 불가능한 사람은 우선 성욕을 잘 조절하고, 영양가가 많은 음식을 충분히 섭취한다든가 한약으로 정력을 되찾아야 한다.

2)한약처방

한약 처방에서 보통 이용되고 있는 것은 육미지황탕(六味地黃湯)이다. 이는 일반적으로 잘 알려진 6가지 한약제로 구성된 처방이다. 특히 남자나 여자가 몸이 냉하면서 신허요통일 경우는 부자(附子)와 육계(肉桂)를 가미한 한약을 복용하면 특효가 있다.

<육미지황탕요법>

육미지황탕요법은 특히 다음과 같은 사람에게 효험이 좋은 처방이다.

① 원기부족으로 도한(盜汗)이 심하여 정신이 총명치 못하며 모든 일에 의욕을 상실하고 있는 사람.

② 아무리 잘 먹어도 살이 오르지 않고 얼굴빛이 항상 창백한 사람.

③ 추위와 더위에 견디지 못하고 허리가 아프고 무릎이 무거우며 다리가 저리고 마비되며 통증이 있는 사람.

④ 머리가 어지러워 정신이 아찔하고 눈앞이 가물거리며 조금만 피로해도 기침이 나는 허약한 사람.

⑤ 아랫도리가 냉하면서 정력이 없고 허리가 몹시 아프면서 현기증을 느끼는 사람.

⑥ 몸이 비대하면서 허리가 아프고 다리가 땅기며 통증을 느끼는 사람.

<침구(鍼灸)요법>

주로 나이 많은 노인들에게 많이 애용되고 있는 처방의 하나로서, 배꼽 아래 5cm 정도에서 흉터가 생기도록 뜸을 놓으면 정력회복에 효능이 크다. 신허요통일 경우는 허리 부위를 눌러 아픈 곳에 뜸을 놓는다든가 백열전구를 쐬어도 무방하다.

3) 정력강화 민간요법

정력강화제로 손꼽는 것은 대구 국물이다. 중간 정도 크기의 대구 한 마리에 한약제인 쌍화탕 반 재 정도를 넣어 끓인 국물을 조석으로 마시면 정력제로는 최고다.

그리고 신허요통에는 대구 반 마리에 육미지황탕 열 첩을 넣어서 끓인 국물을 조석으로 복용하면 효능이 크고, 한약재 하수오(何首烏)를 잉어의 무게에 비례하여 적당히 넣어 끓인 물을 조석으로 마시면 더욱 좋다.

위와 같이 해도 큰 효력이 나타나지 않을 때는 금란침요법 중 녹용주 입법을 이용하면 정력증강이나 신허요통에 특효가 있다는 것을 참고하기 바란다.

5. 스태미나가 충만한 하루

아침 시작부터 스태미나를

아침에 일어나서 출근하기 전까지의 시간은 교감신경이 활동하는데 가장 알맞은 워밍업 시간이다.

사람들은 대개 아침에 배를 채우지 않으면 스태미나가 생기지 않는 것으로 착각하고 있다. 그러나 일반 샐러리맨이나 BG들이라면 아침 칼로리원을 별로 보급할 필요가 없다. 왜냐하면 오전 중의 활동에 필요한 것은 체내에 넉넉히 저장되어 있기 때문이다.

그러나 오랫동안 밥으로 습관을 들인 사람이 단번에 그것을 고친다는 것은 무리이다. 특히 발육기에 있는 어린아이들이나 중·고등학생들은 아침밥에서 어느 정도의 칼로리 섭취를 필요로 한다. 밤 동안에 긴장이나 근육에 저장된 것으로는 모자라기 때문이다.

그러므로 아침식사에 우유 한 병과 감귤 한 개 그리고 약간의 빵에다 계란을 곁들여 먹는 것이 바람직하다.

저녁을 위한 준비

오후쯤이 되면 분위기가 침체된다. 아침보다 기온이 높아지고 공기가 탁해지면 교감신경의 작용이 더한층 둔화되고 만다. 그 때문에 수면이 부족하지 않아도 오후가 되면 눈꺼풀이 무거워지는 수도 있다.

68

그러나 오후가 되면 더한층 능률을 올릴 수 있다. 그것은 점심을 먹는 방법 여하에 달려 있다. 점심을 너무 많이 먹으면 혈액이 소화기 쪽으로 몰려 교감신경의 작용이 둔해진다. 그렇다고 해서 칼로리가 적으면 2~3시간도 못 되어 공복감에 눌려 오히려 마이너스가 된다.

따라서 점심때에는 분량이 적으면서도 칼로리가 많은 음식을 먹어야 한다. 그러기 위해서는 기름기가 많은 식품을 섭취하는 것이 무엇보다도 효과적이다.

대개의 경우 저녁때가 가까워 올 때 배가 고파지면 식욕 중추가 이상형으로 자극됨으로써 정신 집중을 방해하여 일에 미스가 나고 피로감도 배가되는 것이 보통이다. 이런 상태가 되는 것을 방지하기 위해서도 점심은 지방분으로 많이 먹어 두는 것이 필요하다.

그러나 점심때 국수 같은 것을 먹으면 비교적 일찍 시장해진다. 소화가 빨라서 위가 일찍 비기 때문이다. 그러므로 기름진 것을 잇대어 먹고 있으면 기름기가 적은 음식을 먹고 있을 때보다도 훨씬 스태미나가 증가된다.

스태미나는 밤에 만들어진다

오후 5~6시경이면 체내 교감신경의 작용이 약해지고 그대신 부교감신경의 작용이 활발해진다. 이와 같은 부교감신경의 작용은 수면에 의해 중단되는 것이 아니라 오히려 수면 중에 그 최고 상태가 된다.

잠을 자고 있는 동안 근육이나 피부·혈관·폐·위·장·체내의 조직은 부교감신경의 지령에 따라 낡은 성분과 새로운 성분의 교대가 이루어지며, 낡은 세포는 파괴되고 새로운 세포가 솟아나 다음날 아침 일어날 때까지 조직은 전부 교체되고 만다. 이것은 말하자면 일종의 젊어지는 작업이라고도 할 수 있다.

이와 같이 하여 젊어짐으로써 다음날 또다시 교감신경의 지령에 따라 마음껏 활약을 하게 되는 것이다.

스태미나 강화의 3가지 비결

사람이 장수하려면 스태미나를 증강하는 것이 가장 중요하다. 그렇다면 스태미나를 강화하는 비결은 무엇인가?

첫 번째 비결은 정신력이다. 성행위는 정신적 쾌락의 습관이 40%, 상호간의 애정이 40%, 나머지 20%는 남성 호르몬에 의해 이뤄진다고 한다. 이처럼 정신적인 면이 80%를 차지하고 육체적 요인은 20%밖에 영향을 미치지 않는다. 따라서 열등감이나 실망감은 빨리 없애고 스트레스는 여행·등산·낚시 등의 취미생활로 풀어버려야 한다.

둘째는 올바른 성생활 습관이다. 성력(性力)은 하루 중 밤 2시에 가장 강하다. 체내 교감신경의 작용이 약해지고 부교감신경이 가장 활발해지는 시간이기 때문이다. 남성은 부교감신경의 작용에 의해 발기력이 강해지고 사정은 억제당하며, 여성은 음핵이 흥분해 오르가즘에 빨리 도달하게 된다. 잠을 자기 전 미지근한 물로 목욕하는 것도 부교감신경 작용을 강화하는 한 방법이다.

셋째는 식사 패턴이다. 아침은 산책 등 간단한 운동을 한 후 가볍게 먹고 점심은 칼로리가 많은 것으로 소량만 먹는 것이 좋다. 스태미나 증강에 필요한 비타민은 우유·시금치에 많은 비타민 A와 콩·양배추에 많은 비타민 B1, 그리고 정자의 숫자를 늘리는 비타민 E, 특히 오징어·조개류에 많은 인지질이 효과적이다. 그러나 무엇보다 중요한 것은 항상 소식으로 위에 부담을 주지 말아야 한다.

6. 성생활의 기초지식

페팅의 9가지 단계

제1의 초보적인 단계는 흔히 볼 수 있는 키스·포옹·악수 등이다.

제2의 단계는 깊은 키스·혀로 하는 키스 등으로 대표되는데, 여기까지는 네킹 속에 포함된다.

제3의 단계는 여성의 유방이나 젖꼭지를 손으로 애무하는 것이다.

제4의 단계는 여성의 유방·젖꼭지 등을 입술이나 혀로 하는 애무이다.

제5의 단계는 손으로 여성의 성기를 애무하는 것인데, 이것을 받아들이는 처녀는 3명 중에 1명꼴이라고 킨제이 보고는 말하고 있다.

제6의 단계는 여성의 손에 의한 남성 성기 애무이다.

제7의 단계는 삽입하지 않은 채 성기와 성기를 접촉시키는 방법이다.

제8과 제9의 단계는 남성의 입술이나 혀에 의한 여성 성기의 애무 또는 그 반대의 방법이다.

난처한 페팅 공포증

우리나라에서도 성교육 문제가 현실적 중간단계로 접어들고 있다. 그런데 카운슬링을 담당한 사람도 때로는 난처한 입장에 놓이는 경우가 있는데, 페팅 공포증이 바로 그것이다. 이것은 난처한 일이기보다는 오히려 비극적인 일이 아닐 수 없다.

외국에서는 이런 사람들에게 애미털·이소미털·펜트럴 등의 명정약을 주면서 카운슬링을 계속하는데, 그 결과 유아기 또는 소녀시절에 이성으로부터 성적 희롱을 당한 기억을 잠재의식 속에서 불러일으킴으로써 다소의 치료 효과를 거두는 예도 있다. 그러므로 이러한 정신분석학적 진료를 할 수 있는 의사에게 면밀한 카운슬링을 받음으로써 구제될 수 있는 경우도 많이 있다.

그러나 과거의 역사를 거슬러 올라가 심리적 상해의 원인을 밝혀내는 데에는 상당한 인내와 노력이 필요하다. 그러므로 물리적 또는 약물치료를 통해 치료가 가능하다면 그것 또한 시도해볼 만한 일이다.

불감증은 초야부터

성교행위는 오르가즘에 도달함으로써 완결된다. 그러나 이것이 결여된 성교는 그야말로 비극적인 것이라 하지 않을 수 없다.

불감증의 원인은 정신과 육체의 결함이 서로 얽혀 있는 실로 복잡미묘한 것이다. 이런 다원적인 원인 중에서도 가장 치료하기 어려운 것은 어릴 때의 어떤 경험이 남성에 대한 잠재적 적의(敵意)로 가슴깊이 새겨져 있는 경우이다.

예를 들어 친정어머니에 대한 남편의 냉소적인 태도라든가 정신박약인 친정 동생을 남편이 조롱했다든가 해서 불감증에 걸리고 만 예도 있다.

또한 여성의 미묘한 심리가 그 원인이 된 경우도 있다. 남편이 매춘부와 놀아나다가 성병에 걸려 부인에게 옮긴 경우 등이 그것이다. 이런 여자는 이혼하고 새롭게 가정을 꾸미면 불감증은 거의 고칠 수가 있는데, 이런 종류의 불감증은 모든 책임이 남편에게 있다고 할 수밖에 없다.

불감증에의 남편의 어프로치(조루증)

불감증 가운데서 가장 고치기 쉬운 것이 남편의 조루(早漏)에 의한 것이다. 이럴 때 의사를 찾아가면 의사는 성기의 과민(過敏)을 완화시켜주기 위해 아네스테진 연고와 같은 국부마취 연고를 주면서 그것을 성기 끝에다 바르라고 권할 것이다. 또한 능숙한 의사라면 사전에 알코올 한 잔을 마시게 하여 대뇌를 진정시킨 다음 지속시간을 오래 끄는 비결을 지도해줄지도 모른다.

또 불감증의 원인이 여자의 육체 조건 때문인 경우도 드물지 않게 있다. 예컨대 여자의 음핵(陰核) 위치가 너무 높아서 정상 위치의 성교로는 거의 자극을 받지 못하는 경우 등이 그것이다.

이런 경우에는 사전에 충분한 페팅을 하되 가장 델리키트한 부위에다 애무를 집중하여 흥분을 최고조에 달하게 만들어 놓은 다음 삽입을 하면 두 사람이 동시에 오르가즘에 이를 수 있을 것이다.

성불능증과 그 치료

여성의 불감증은 설령 그것이 고쳐지지 않는다 하더라도 성생활은 가능하기 때문에 그렇게 큰 문제가 안 될 수도 있다. 그리고 가령 파국에 도달한다 하더라도 오랜 세월이 걸린다. 그러나 남성의 임포텐츠(불능증)는 성생활이 일시에 중절되어버리기 때문에 그 영향의 심각성은 불감증 정도가 아니다.

이러한 성불능증은 여러 가지 신체적·정신적 요인에 의하여 일어나게 된다. 예컨대 요추(腰椎)를 다쳐서 척추에 손상을 입거나 또는 임질·매독 등의 성병을 앓거나 함으로써 성기능이 마비 혹은 불능이 되는 경우가 있다. 그리고 기능성 임포텐츠, 즉 심리적·정신적 원인에 의하여 생기는 성불능증이 있는데 이것이야말로 가장 곤란하고 난처한 것이다.

그러나 이러한 성불능증은 전혀 고칠 수 없는 것이 아니다. 어떤 경우에는 너무도 쉽게 그리고 너무도 간단한 치료에 의해 거뜬히 고쳐질 수도 있다. 그러므로 조금도 비관하거나 절망할 필요는 없다. 그 요령을 간단하게 몇 가지 설명하기로 한다.

첫째, 상대를 바꾸어보는 것이 가장 효과적인 방법이다.

섹스는 두 사람이 행하는 일종의 대화라고 할 수 있다. 그러므로 상대방이 섹스에 냉담하거나 또는 콤플렉스를 가지고 있는 한 원만한 '대화'는 이루어질 수가 없을뿐더러 그것이 나아가서는 성불능증의 원인이 될 수도 있다. 따라서 상대를 바꾸면 남성은 반드시 부활할 수 있다.

둘째, 환경을 바꾸어 보면 뜻밖에도 왕년의 위력이 되살아날 수 있다.

아내를 데리고 온천이나 관광지를 찾는 것도 좋은 방법 중의 하나가 될 것이다. 제2의 신혼여행이라 생각하고 집이 아닌 다른 분위기에서 아내를 바라보면 뜻밖의 효과가 날 수도 있다.

셋째, 전문 의사를 찾아가 성불능증의 원인이 되는 신체적 결함을 제거하도록 한다.

자녀 앞에서 부부애를

부모의 불화는 자녀에게 동성애증(同性愛症)이나 불감증을 불러일으키는 원인이 되는 경우가 많다. 이것을 예방하기 위한 방법을 열거하면 다음과 같다.

첫째, 자녀들 앞에서는 절대로 부부싸움을 하지 말아야 한다. 이것은 부부 쌍방이 서로 의논해서 합의하도록 한다.

둘째, 자녀가 사춘기를 접어든 다음부터는 다소 의식적이라도 자녀들 앞에서 애정 표현을 보여준다. 즉 부부가 악수를 한다거나 달콤한 대화를 서로 주고받는 정도의 부부애를 보여줄 필요가 있다는 말이다.

셋째, 1년에 한두 번 정도는 부부만의 여행을 떠난다. 아이들이 다소 쓸쓸해할지도 모르지만, 이런 일을 오히려 좋아하는 아이들도 있다.

넷째, 결혼기념일이나 생일 등에는 반드시 집에서 파티를 열어서 자녀들 앞에서 다소 과분할 정도의 선물을 준다.

다섯째, 남녀관계를 테마로 한 소설, 특히 이성간의 아름다운 사랑을 긍정적으로 다룬 작품을 자녀들에게 읽힌다.

여섯째, 동성애증이나 불감증 환자는 '섹스는 불결한 것이다'라는 생각에서 출발한다는 점을 명심해야 한다.

7. 건강 테스트법

간편한 건강 테스트 방법

다음은 질문지를 보면서 자신이 스스로의 건강상태를 테스트하는 방법을 소개한다. 다른 사람에게 보이는 것이 아니므로 정확하게 ①에서 ⑩까지 해당사항에 O표를 한다.

①항의 체형에 관한 사항은 <표준 체중표>를 참작하여 이 수치보다 1할이 많을 때에는 '비대하다'에 O표, 1할 정도 적을 경우에는 '수척하다'에 O표를 한다.

②항의 '잘 앓는 증상'은 여러 가지가 있는데, 그중에서 하나면 1개, 둘이면 2개에 O표를 한다. 주의할 점은 어쩌다가 한 번 있는 임시적 증상, 즉 생선 중독으로 두드러기가 한 번 있었다든지 과음으로 다음날 두통이 있었다든지 하는 따위는 제외한다. 즉 자주 있는 질환만 O표를 해야 한다.

③항의 '정신적 사항'도 생활·직업상 전근이나 손실 등으로 인한 일시적인 불안감 등은 해당되지 않는다.

④, ⑤항도 만성화한 경우에만 문제가 되며, 1개월 이상일 때 해당된다.

⑥항은 아침에 일어나 거울을 보고 자신이 직접 확인한다.

⑦항도 오후보다 자고 난 아침에 ⑥항과 함께 조사해본다.

⑧, ⑨항은 남녀 함께 해당되는데, 최근 특히 계속되는 사항에만 O표를 한다.

⑩항은 여성에게만 해당된다. 매월 생리 시에는 같은 증상이 있을 때에 O표를 한다.

1) 체형에 관한 사항

㉮ 몸 전체가 비대하다.

　몸 전체가 수척하다.

㉯ 목이 짧고 후두부에 지방이 많다.

　상반신은 뚱뚱하고 하반신은 말랐다.

㉰ 가슴 앞이 나왔다. 자세가 나쁘다.

　등이 굽었다. 허리가 굽었다.

㉱ 상복부(위)가 불룩하게 나왔다.

　하복부가 불룩하게 나왔다.

㉲ 상복부에 지방이 많이 잡힌다.

　하복부에 지방이 많이 잡힌다.

<표준 체중표>

키	체중(kg)	
	남 자	여 자
148		49.7
149		50.1
150		50.5
151		51.0
152		51.5
153		52.0
154		52.5
155	54.0	53.0
156	54.5	53.5
157	55.0	54.1
158	55.5	54.7
159	56.1	55.3
160	56.7	55.9
161	57.3	56.5
162	57.9	57.1
163	58.5	57.7
164	59.1	58.3
165	59.8	58.9
166	60.5	59.6
167	61.2	60.3
168	61.9	61.0
169	62.9	61.7
170	63.3	62.4
171	64.0	
172	64.7	
173	65.4	
174	66.1	
175	66.9	
176	67.7	
177	68.5	
178	69.3	
179	70.1	
180	70.9	

2) 잘 앓는 증상

㉮ 구내염(口內炎)·구각염(口角炎)·방광염·결막염·자궁내막염 등이 있다.

㉯ 감기·편도선염·기관지염·비후성 비염·축농증 등이 있다.

㉰ 피부 거칠다. 손발이 잘 튼다. 동상·무좀·습진·종기가 잘 생긴다.

㉱ 늑간 신경통·관절통·두통 등이 있다.

3) 정신적인 사항

㉮ 불안·초조·신경이 과민하다.

㉯ 신경질적이고 화를 잘 낸다.

㉰ 지구력이 없다. 집중력이 없다.

㉱ 기억력이 감퇴되고 판단력이 흐리다.

㉲ 의욕을 잃고 기분이 우울하다.

4) 정신상태

㉮ 아침부터 피로하고 쉬어도 피로가 풀리지 않는다.

㉯ 어깨·허리가 뻐근하다.

㉰ 숨이 차고 가슴이 두근거린다. 잘 상기되고 수족이 저리며 나른하고 뇌빈혈을 잘 일으킨다.

㉱ 코피가 잘 난다. 잇몸의 출혈·피부의 내출혈, 기타 자주 출혈을 한다.

㉲ 잘 때 식은땀이 나고 보통 때도 땀이 난다. 겨드랑 내가 난다.

5) 구조적 증상

㉮ 비듬·흰머리·탈모가 심하다.

㉯ 아침에 흰 담(痰)이 나온다. 감기도 아닌데 피곤하면서 기침이 난다. 또 피곤할 때 목이 쉰다. 입에서 냄새가 난다.

ⓒ 갑자기 추운 곳이나 더운 곳에 가면 콧물이나 재채기가 난다.

ⓡ 위가 뻐근하다. 아랫배가 뻣뻣해진다. 가스가 찬다.

ⓜ 탈항(脫肛)이 잘 된다. 치핵이 갑자기 커진다.

6) 눈으로 본 증상

㉮ 안색이 나쁘다. 얼굴에 부기가 있다. 코 양쪽에 모세혈관이 많이 나타난다.

㉯ 눈이 잘 충혈된다. 눈곱이 잘 낀다. 눈 흰자위에 기미가 낀다.

㉰ 눈이나 잇몸 빛깔이 희다. 입술 빛이 검다.

㉱ 설태(舌苔)가 두껍게 낀다. 혓바늘이 잘 돋는다. 혀 전체가 매끈하다.

㉲ 피부에 기미·주근깨·사마귀가 많다. 혹이 있다.

7) 촉진(觸診)했을 때의 증상

㉮ 두정(頭頂)과 좌우의 귓불을 만지면 아프면서도 시원하다.

㉯ 바로 누워서 무릎을 세우고 배를 눌러보아 딴딴하고 아픈데가 있거나 동계가 심하다.

㉰ 다리 앞쪽을 누르면 오목하게 들어간다.

㉱ 한쪽 귀는 덥고 한쪽 귀는 차다. 수족의 좌우 체온이 다르다. 배의 상하 체온이 다르다.

㉲ 여성의 경우 : 젖꼭지를 가볍게 만져도 쾌감을 느낄 수 없다.

남성의 경우 : 성기를 만져도 발기하지 않는다.

8) 일상생활에 관한 사항

㉮ 식욕이 없다. 적게 먹어도 배가 부르다. 식욕과잉이다. 먹고도 곧 배가 고프다.

㉯ 단 것·매운 것·식초·기름진 것·물·얼음·사이다·콜라·커피·자극

물 중 무엇인가 몹시 먹고 싶다.

㉰ 변비가 있다. 변이 굳다. 설사를 잘 한다. 변이 너무 무르다. 변이 시원스럽게 나오지 않는다(뒤가 무거운 느낌).

㉱ 소변이 잘 나오지 않는다. 소변을 자주 보게 된다. 오줌 빛깔이 이따금 탁하다.

㉲ 잠버릇이 험하다. 불면 현상이 있다. 코를 곤다. 이를 간다. 잠꼬대가 심하다. 자고 난 후에도 개운하지 않다.

9) 성생활에 관한 사항

㉮ 성욕이 갑자기 감퇴되거나 없어진다. 지나치게 성욕이 왕성하다. 성교 후에도 몽정(夢精)이 있다.

㉯ 성생활에 대한 흥미를 잃고 그것을 피하는 기간이 길다. 성교를 해도 만족을 느끼지 못한다.

㉰ 자위행위가 많다.

㉱ 교섭 후 피로가 남는다. 불면증이 따른다.

㉲ 여성인 경우 : 분비물이 적어서 통증이나 출혈이 있다. 소변이 빈번하다.

남성인 경우 : 발기가 되지 않는다. 조루증이 있다. 도중에 위축된다.

10) 여성만의 사항

㉮ 냉하[帶下]가 많이 흐른다.

㉯ 월경불순이다.

㉰ 월경 시에 피가 응고한다.

㉱ 월경전후의 증상(두통·초조·젖가슴의 부기·요통·변비·설사·상기·냉증 등)이 심하다.

㉮ 젖가슴·볼·눈시울이 갑자기 나른해진다.

<테스트표>

①	가	나	다	라	마
②	가	나	다	라	마
③	가	나	다	라	마
④	가	나	다	라	마
⑤	가	나	다	라	마
⑥	가	나	다	라	마
⑦	가	나	다	라	마
⑧	가	나	다	라	마
⑨	가	나	다	라	마
⑩	가	나	다	라	마

합계   점

<테스트표>의 자기 판정

①에서 ⑩까지 <테스트표>에 O표 한 것을 합계해서 한 개를 1점으로 계산한다.

<0점>

완전한 건강체이다. 이런 사람은 이 책을 이웃의 다른 사람에게 주고 다른 재미있는 책을 보아도 무방할 것이다.

<1~10점>

대체로 건강한 편이다.

<11~20점>

주의를 요하는 반건강체이다. 갑자기 생활을 바꾸는 것, 즉 생활혁명을 일으키기는 어려우나 점차 체질을 개선하는 방향으로 노력해야 할

것이다. 특별한 질환이 없더라도 일단 병원에 가서 혈압·대소변·피 등의 검사와 진찰을 받아보는 것이 좋다.

<21점 이상>

정밀검사를 받을 필요가 있다. 병원에서 별다른 이상이 없다고 하면 다행이다. 그러나 이 책을 완전히 이해하고 실천하는 것이야말로 숨은 병에 대한 미연 방지가 될 것이다. 때가 늦으면 의료나 자연요법의 힘으로도 건강을 다시 회복하기란 그리 쉬운 일이 아닐 것이다.

우리 몸의 물리적 기능이 약해져 있거나 장기(臟器)간의 조화가 깨져 있는 것은 노이로미터[自律神經調整計]로 진단해보는 것이 좋다. 이 노이로미터는 일본의 나가야 박사가 고안한 것으로서 일본에서는 서의(西醫)들도 널리 쓰고 있다. 그러나 우리나라에서는 일부 한의(韓醫)들만 쓰고 있을 뿐이다. 노이로미터의 측정곡선은 오장육부의 허실(虛實)과 기능의 언밸런스를 명확하게 밝혀준다.

제3장
장수의 비결

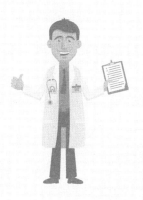

1. 장수와 인생

인간의 수명

수명이란 흔히 평균수명을 생각하는 경우가 많다. 구미 선진국가의 평균수명은 90~100세에 이르고 있으나, 우리나라 사람들의 평균수명은 80~92세 정도밖에 되지 않는다. 그 이유로는 먼저 유아사망률이 높음을 지적하지 않을 수 없다. 그 다음으로는 질병에 의한 사망률이 또한 높다는 것이다.

문화가 발달된 선진국가는 대체로 산아의 수가 적고, 또 유아사망률도 훨씬 낮다. 그리고 의학이 발달함에 따라 인간의 수명이 90세 이상이 되는 것은 그리 희귀한 일이 아니다.

인간의 수명은 여러 가지 면에서 검토해볼 때 100세 이상은 능히 살 수 있는 신체적 구조를 가지고 있다고 한다. 그런데 40~50세만 되면 인생은 짧은 것이라고 비관하면서 생에 대한 의욕을 상실하는 사람들이 있는데, 그 결과 노쇠가 빨리 오는 것이다. 소박하고 근면하며 명랑한 생활을 하는 가운데서 힘찬 용기와 강한 정신력 그리고 생에 대한 희망과 환희를 가지고 씩씩하게 살아가는 사람에게는 장수의 문이 활짝 열릴 것이다.

성욕과 수명

거세 수술의 결과를 보면, 10대에 거세된 자는 완전히 성교능력이 없어진다. 20대에 거세된 사람은 훨씬 그 영향이 적고, 30대, 40대에 거세된 사람은 성적 능력에 큰 차이가 없다고 한다.

이러한 사실은 여성도 거의 마찬가지이다. 여성의 갱년기에 있어서도, 난소의 기능이 감퇴 되는 정돈 상태에 처하여서도 성생활은 도리어 향진되는 경우도 있다.

고환이나 또는 난소의 기능을 상실했을 때도 성애(性愛)의 능력은 없어지지 않는다. 그리고 부신피질성 호르몬 중에는 남성 호르몬 안드로진이 생성되고 있음이 밝혀졌다. 성호르몬선에서 호르몬이 감퇴되면 부신피질에서 대상적으로 성호르몬을 생성하게 된다. 인생은 50부터 더욱 원기왕성해진다고 하는 것도 이런 근거에서 나온 말이라고 할 수 있다.

수명과 수면

대개 잠을 잘 자는 사람은 건강하고, 또 잠을 잘 자는 어린아이는 발육이 좋다고 한다.

잠을 잘 자는 노인은 대체로 장수한다. 60세 전후에 7시간, 70세 전후에 6시간, 80세 전후에 5시간 정도면 충분하다.

노인이 잠을 못 자는 것은 대개 질병에 원인이 있다. 저녁에 비교적 일찍 자고 아침에 일찍 깨는 노인은 건강하고 장수하는 이가 많다. 새벽 6시경에 일어나 밖으로 나와서 신선한 공기를 호흡하며 하루의 계획을 세우고 자기의 할 일을 충실히 하는 사람은 건강을 오래 유지할 수 있을 것이다.

사적으로 본 불로장수

동서양의 수없이 많은 사람들이 아득한 옛날부터 불로장수를 위해 노력해 왔다.

지금으로부터 약 5000년 전 이집트 사람들은 영혼불멸을 신봉하여, 사람이 죽더라도 그 영혼은 영원히 살아 있어 육체가 썩지 않는 한 다시 영혼이 깃들어 재생(再生)할 수 있다고 믿었다. 그리하여 거대한 피라미드를 건설하고 그 속에 미이라를 만들어 보관했던 것이다.

또한 동양의 진시황은 유사 이래 처음으로 중국 대륙을 통일 정복하고 만리장성을 건설함으로써 사람의 힘으로 할 수 있는 것은 다 이루어 놓았으나, 다만 자기의 생명을 연장하는 방법만은 막연하여 불로초(不老草)를 구하게 하였다는 것은 유명한 이야기이다.

인간은 능히 백수 할 수 있다

옛날에는 인생 칠십고래희라 하여 60세를 살았으면 장수했다고 하였다. 그러나 이제 20세기 과학 문명 시대에 와서는 그것은 낡은 얘기가 되고 말았다. 의학계도 최근에는 대학병원이나 종합병원에서는 90세나 100세 되는 사람이 사망했다 하더라도 그 진단명을 '노쇠'라고 막연하게 붙이지 않고 그 원인을 밝히려고 한다. 그리고 그 원인을 밝혀내고 그에 따른 치료를 한다면 인류의 수명은 더 연장할 수도 있을 것이다.

그러면 몇 살을 살아야 천수(天壽)를 다했다고 할 수 있을까? 그것은 100세를 표준으로 하는 것이 정설인 듯하다.

미국 미시간 주립대학의 버니트 로젠버그 박사를 중심으로 하는 의학연구팀은 앞으로 인간의 수명을 200세까지 연장시킬 수 있는 획기적인 장수약(長壽藥)을 발명하게 될지도 모른다고 주장했다.

이 연구팀은 현재의 실험이 성공한다면, 그 약은 체온율을 낮추고 인체의 노화과정을 극적으로 둔화시킬 수 있는 약품으로 사용될 수 있을 것이라고 말하고 있다. 하등동물에 대한 실험결과에 의하면, 그들의 체온이 낮아지면 더 오래 살 수 있다고 한다.

인간의 생명을 좌우하는 것

1) 3가지 원인

제1의 원인은 여러 가지 질병이다. 제2의 원인은 재해나 자살·타살 등의 사고사(事故死)이다. 제3의 원인은 천수를 다하여 노쇠하여 죽는 것이다.

그런데 위에서 든 것 중 제3에 속하는 것은 현대의학의 입장에서 볼 때 아주 드문 일이다. 여기서 수명 연장에 크게 관계되는 것은 말할 것도 없이 질병이다. 이것은 다른 면에서 생각하면 양친에게서 받은 체질과 그 사람이 생존하는 환경의 적부(適否)에 달려 있다고도 하겠다.

2) 체질과 환경

여기서 체질과 환경 관계를 나누어 보면 다음과 같다.

① 선천성(先天性) 체질 : 각 개인이 타고난 근본 바탕.

② 획득성(獲得性) 체질 : 예방접종 등으로 얻어진 면역이라든가 체질 개조·영양 개선 등으로 생후(生後)에 얻은 신체의 저항력.

③ 자연환경 : 거주지의 기후·풍토·계절의 변화 등.

④ 사회환경 : 개인이 속해 있는 국민생활 수준, 즉 사회의 보건 위생 상태·의학 수준 및 그 보급 상태·공중보건 상태 등.

⑤ 개인환경 : 각 개인의 생활환경, 즉 직업·생활태도(술·담배·커피 등의 기호품과 영양섭취의 정도)

이중에서 자연 및 사회환경은 하나의 국민 또는 한 지역의 집안에 영향을 미치고 평균수명에까지 영향을 미친다. 자연환경은 인위적으로 변화시키기가 어렵지만 사회환경은 그 사회에 사는 사람들의 협조와 노력 여하에 따라 개선·향상시킬 수 있을 것이다.

개인환경에 있어서는 수명에 영향을 주는 바가 가장 크다. 그러므로 그 사람의 생활태도야말로 그 사람의 수명을 좌우하는 것이라고 하겠다.

3) 수명을 결정하는 요인

피어슨은 인간의 수명은 날 때부터의 체질로 50~75%가 결정된다고 주장했다. 그런데 피셔는 유전에 의한 체질 개선으로 수명을 연장한다 해도 15~20년 정도인 데 비해 환경 개선으로는 30~40년까지도 연장할 수 있다고 했다.

다시 말하면 의학의 발달이 가장 큰 역할을 한다는 것이며, 그 밖에 개인 위생·사상의 보급·사회환경과 보건위생의 향상·공중 보건의 개선 등에 의해 옛날과는 비교도 안 될 만큼 수명이 연장되어가고 있는 것이다.

4) 정신능력

정신능력은 근력(筋力)이나 성욕과는 달리 상승하는 것이 보통이다. 그래서 50세 전후에 최고로 달한다고 한다. 물론 심신의 건강이 성능력의 지속시간을 연장시키겠지만, 정신적 불안 등의 요인으로 그 체력에 비해 성능력이 일찍 쇠퇴하는 수도 많이 있다.

건강하다는 것은 충분한 수면과 알맞은 휴양, 적당한 운동과 영양을 골고루 섭취하는 것 등이다. 이것이 바로 장수의 약이고 건강의 길이다.

건강장수의 핵심은 두뇌운동

근년에 들어 많은 사람들이 돈이나 권력보다는 건강에 더 많은 신경을 쓰는 경향이다. 그래서 건강을 위한 음식이나 운동이라면 닥치는 대로 먹고 하려 든다. 휴일에는 골프, 테니스, 수영, 헬스클럽 등에 가고, 건강 장수에 도움이 되는 음식이라면 막대한 돈을 아낌없이 지불한다.

그러나 건강 장수의 핵심인 정신건강과 두뇌운동에 대해서는 의외로 무관심한 실정이다. 여기에 문제점이 있다. 물론 "두뇌운동? 아니, 그건 날마다 지겹도록 하고 있지 않은가? 이 이상 더 머리를 쓰다가 펑크가 나버릴텐데……!" 하고 반문하는 사람도 있을지 모른다.

과연 그렇다. 두뇌를 회전시키는 운동은 평소에 하는 것만으로도 충분하다. 현대를 살아가는 사람치고 머리를 쓰지 않는 사람은 한 사람도 없기 때문이다. 그러나 우리는 두뇌운동이라는 것을 좀 더 진지하게 생각해볼 필요가 있다.

인간의 지적 기능에는 지각속도(知覺速度) 등에서 볼 수 있는 유동성(流動性) 능력과 언어이해 등에서 나타나는 결정성(結晶性) 능력 등 두 가지가 있다.

유동성 능력은 빠른 시기에 급속히 발달하여 20세가 되면 이미 그 정점에 이르고, 그 뒤부터는 나이와 함께 쇠퇴해 간다. 생리기능이나 운동능력이 나이가 들어감에 따라 약화되는 것도 바로 이 때문이다.

이에 대해 결정성 능력은 발달속도는 느리지만 40~50대, 경우에 따라서는 그 이상의 나이가 되어도 쇠퇴하지 않을뿐더러 오히려 상승하기도 한다. 다만 결정성 능력은 지식이나 정보, 체험에 의해서 크게 좌우되므로 나이가 들어도 끊임없는 학습이나 양호한 환경만 조성되면 더욱 발달할 수 있다. 평생교육의 중요성이 바로 이런데서 기인한 것이다. 그러나 만약 평생학습을 게을리하면 쓰지 않는 근육이 쇠퇴하듯이 결정성 능력도 저하된다.

장수를 약속하는 적당한 뇌운동

뇌는 생명활동의 총사령부다. 뇌가 신경내분비 기구를 통해서 생체를 조절함으로써 인간은 자연계의 변화와 상황의 변화에 적응하며 살아갈 수 있는 것이다. 따라서 뇌가 노화되면 생체 조절이 제대로 되지 않아 결과적으로 노화를 촉진하게 된다.

문제는 뇌세포의 사용법이다. 괜히 혹사만 한다면 오히려 노화를 재촉하게 된다. 그러나 너무 쓰지 않아도 녹이 슨다. 영국의 경영자들 중 3명에 1명은 연금을 받을 수 있을 때까지도 살지 못한다는 말이 있다. 이것은 뇌의 혹사에서 오는 결과이다.

최근 일본의 대기업 사장이 갑자기 죽는 사례가 늘어나는 것도 대부분 뇌의 혹사가 그 원인이다. 그러나 그런 죽음이 비즈니스 전쟁에서의 명예로운 전사(戰死)라는 생각은 옳지 않다. 따라서 건강관리에 대한 생각을 과감하게 바꿀 필요가 있다.

이제까지의 건강관리에 대한 상식, 예를 들어 인간의 신체는 먹고 싶을 때 먹고 싶은 것을 배의 8부 정도 먹으면 된다는 생각은 잘못이다. 과식보다는 좀 모자란 듯한 것이 좋다. 그러나 이런 지혜가 생겨난 것은 훨씬 옛날 일이다. 지금보다 식량사정이 좋지 않았던 시대, 식생활의 패턴도 다르던 시대의 지혜인 것이다.

그러나 현대의 사회생활을 기준으로 생각할 때 위의 8할을 채우는 식사는 과식이다. 현대인은 옛날에 비해 거의 육체노동이 아닌 정신노동에 종사하고 있기 때문이다. 옛날의 배속 8부는 지금은 뱃속 6부로도 족하다. 이 한 가지만 보더라도 현대라는 시대에는 과거의 지혜를 그대로 적용시킨다는 것은 매우 곤란한 일이다. 또한 조로성(早老性) 망령기, 즉 알츠하이머병에 대해서도 이제까지의 상식 중 많은 오류가 있다는 것이 최근의 노화억제 연구에서 밝혀지고 있다.

노화억제의 첫째 목표는 85세 건강체

현대는 본격적인 고령화 사회로 접어들고 있다. 고령화 사회라함은 65세 이상인 사람이 차지하는 인구비(人口比)가 7%를 넘는 노인국(老人國)을 말한다(UN에서 규정).

그러나 노인국이라고 해서 힘없이 비틀거리는 늙은이들만 많은 나라는 아니다. 인간의 지혜로 노화를 예방하는 비결을 찾아내고 풍요로운 생활환경을 조성함으로써 인간의 장수를 실현한 사회라고 해석하는 것이 옳을 것이다.

노화억제 이론도 이러한 목표를 실현하기 위한 것이다. 과거에는 65세를 노인의 분기점으로 보는 것이 일반적이었으나 노화억제에 대한 각종 이론이 발달한 지금은 어떤가? 66세라면 아직도 젊은 쪽에 드는 것이 아닐지.

우리 인류가 한계수명인 120(이것도 현단계에서의 한계이다. 앞으로는 더 연장될 가능성이 많다)에 접근하려는 오늘날, 65세로 노인 취급을 받는다는 것은 현실무시가 아닌가 한다. 한계수명으로 보아 인생의 약 반밖에 되지 않았으니까 말이다.

이제 우리는 노화억제를 실행함에 있어서 '85세의 건강체'라는 새로운 목표치를 설정할 필요가 있다. '건강체'라는 뜻은 육체적으로나 정신적 그리고 사회적, 개인적으로도 장년기와 별 차이없이 활동할 수 있는 의욕을 갖춘 상태를 말한다.

만일 당신이 경영자라면 계속 현역 사장으로 있어야 한다. 물론 대기업을 경영하는 사람이라면 인재도 풍부하므로 85세까지 현역 사장으로 버티고 있을 필요가 없겠지만 중소기업의 창업경영자인 경우는 후계자 육성도 해야겠고 또한 반석 같은 장래에의 기반을 다지기 위해서도 언제까지나 현역 사장인 상태를 유지할 필요가 있다.

비즈니스 이외의 부분에서는, 예를 들어 남성의 기능면에도 역시 현역이어야 한다. 골프도 할 수 있고, 테니스도 할 수 있고, 설사 비즈니스의 제1선에서 물러나더라도 뭔가 사회적 의의가 있는 일에 종사하여 그때까지 길러온 경험과 지혜를 다음 세대에 이어줄 수 있다면 이 얼마나 보람된 인생이겠는가!

스트레스는 건강장수의 적

현재 일본에는 100세 이상의 장수자가 약 2,200명에 이르고 있는데, 해마다 가속적으로 불어나고 있는 추세이다. 그중에는 여성이 약 8할을 차지해 여성 쪽에 장수자가 많다는 것을 증명하여 있다. 그 이유는 비즈니스 또는 사업을 통해 스트레스를 많이 받기 때문이다. 따라서 남성은 보다 진지하게 노화억제를 위해 노력할 필요가 있다. 노화억제에 관한 이론의 혜택을 받을 수만 있다면 여성 못지않은 장수를 누리는 것도 그리 어려운 일이 아니다.

그 전제조건이 되는 것이 85세가 되어도 건강하게 현역으로 지내는 일이다. 그것이 실현해주는 것은 의학이나 약학이 아니다. 그것은 스스로 배워서 실행하는 도리밖에 없다.

노화 억제를 위한 8가지 조건

다음은 노화억제 이론을 바탕으로 이상적인 생활양식 조성에 필요한 8가지 조건이다.

① 신체의 수지계산(收支計算)을 스스로 할 수 있는가?

여기서 말하는 신체의 수지계산이란 기초대사량(基礎代謝量:안정상태에서의 체세(體勢) 유지에 필요한 하루의 칼로리 양)과 통상적인 활동에 필요한 칼로리 양 등에 대한 지식의 유무를 말한다. 자신의 신체활동량에 맞춰 속셈으로 계산할 정도는 돼야 한다.

② 건강유지는 균형있는 영양섭취로 결정되는 것을 알고 있는가?

최신 영양학 지식을 흡수하여 어떤 식품을 얼마만큼 먹고, 섭취되는 영양소들, 즉 탄수화물·지방·단백질·비타민·미네랄·식물섬유(植物纖維) 등이 과부족없이 섭취되고 있는가를 일상적으로 체크할 수 있는가의 여부이다.

체조(體調)가 변화했을 경우, 어떤 영양소가 얼마나 부족했는지를 알 정도라면 합격이다.

③ 과학적인 심신 컨트롤법을 익히고 있는가?

마음(정신)과 신체는 표리일체이다. 명상이나 자율훈련법을 비롯한 심신 컨트롤을 적어도 한 가지 정도는 알고 있어야 한다. 또 현대인에게 불가피한 스트레스 대책과 스트레스를 쾌적한 기분으로 바꾸는 훈련이 돼 있는가. 그리고 자기만의 독특한 컨트롤법을 얼마나 가지고 있는가 등이다.

④ 생체리듬에 대한 지식이 있는가?

자연 메커니즘의 기본은 규칙적인 리듬이다. 신체도 마찬가지다. 생체리듬이 깨지면 신체는 변조(變調)를 일으키고 노화가 촉진된다. 자기

생활 속에서 규칙적인 리듬을 만들어내는 방법론을 가지고 있는가의 여부이다.

⑤ 건강유지에는 생체이물(生體異物)이 적이라는 사실을 알고 있는가? 또 그 대책을 가지고 있는가?

현대인들은 알게 모르게 농약·의약품·식품첨가물 등의 이물질을 몸속에 받아들이는 생활에 익숙해져 있다. 평소 이물질의 효능과 그 위험성을 잘 알아서 질병이나 병적 노화를 가져오지 않을 만한 대책을 갖고 있는가. 또 불가피한 이물 섭취를 고려한 간장 등의 해독기능 강화에 신경을 쓰고 있는가의 여부이다.

⑥ 내적 환경(內的環境:신체 내부)의 흐트러짐이 없도록 신경을 쓰고 있는가?

자연적인 노화를 저해하는 가장 큰 요인은 내적 환경의 흐트러짐이다. 신체 내부 기능이 저하되면 체내의 유용 세균(有用細菌)이 감소하고 유해균(有害菌)이 많아져서 노화를 촉진한다. 또 면역능력도 없어진다. 이런 사실들에 대한 지식을 알고, 내적 환경이 흐트러지지 않도록 대책을 강구하고 있는지의 여부이다.

⑦ 내적 환경의 중요성에 대한 지식과 개선할 행동력을 가지고 있는가?

일광·공기·물 등 살아가는 데 필요한 기본적인 외부환경을 자기 자신에게 가장 적합하게 흡수할 만한 지식과 실행력을 가지고 있는가의 여부이다. 주거환경이나 의복에의 배려도 여기에 포함된다. 요컨대 자연이 가져오는 생활환경에 대한 지식과 대책을 말한다. 이러한 적응력은 건강하게 살아가는 데 매우 중요한 요소이다. 특히 일광에 너무 심하게 노출되면 피부 내부에 악성 산소(惡性酸素)가 흡수돼 피부노화를 촉진한다.

⑧ 신체를 움직이는 활동의 중요성을 제대로 인식하고 있는가?

동물이 살고 있다는 증거의 하나는 움직이는 일이다. 영양의 섭취도 운동량의 많고 적음에 따라 결정되어야 한다. 스스로에게 알맞은 활동 프로그램을 가지고 있는가의 여부이다. 어떤 상황과 역경에서도 낙관적이고 긍정적인 생활을 할 수 있는 지각력이 높아야 하기 때문이다. 또한 낙관적인 사람은 정신적으로 건강하고 참을성이 강해 병에 걸렸을 경우 회복 속도도 빠르다.

테일러 박사는 염세주의자나 소극적인 사람들이 스스로의 성격을 낙관적인 방향으로 바꾸어 사업에서 성공하는 경우가 많다고 전제하고, 낙관적인 사고는 환상적인 공상을 많이 함으로써 키울 수 있다고 말했다. 보다 성공적이고 건강한 삶을 영위하려면 적극적으로 꿈과 이상을 좇는 것도 하나의 비결이다.

질병을 유발하는 그릇된 건강정보

건강에 대한 그릇된 상식이 질병공포증을 불러일으킬 수도 있다. 최근 미국 캘리포니아 의과대학 칼콘 박사는 그릇된 건강상식에 대한 연구보고서를 발표했다. 그 내용은 다음과 같다.

① 항생물질은 모든 세균에 대해 효과적이라고 생각하지만 사실은 박테리아에만 유효할 뿐 바이러스에는 효력이 없다.

② 저녁에 음식물을 섭취하면 살이 찐다고 알고 있는 사람이 많다. 그러나 의학적인 증거도 없고, 취침 전 가벼운 음식물 섭취도 별로 해롭지 않다.

③ 입술보다 손에 입맞춤하는 것이 더 불결하다고 생각하기 쉽지만

실은 입술로 키스하는 것이 세균 오염을 일으킬 확률이 더 높다.

④ 녹슨 못에 찔려야만 파상풍에 걸린다고 생각하는 것은 오해다. 가위·병따개·드라이버 등 일반적인 가정용품에 상처를 입어도 파상풍에 걸리기 쉽다.

⑤ 성병 환자가 앉았던 변기를 사용하면 성병에 감염된다는 생각은 잘못이다.

⑥ 지방이 변해 근육이 된다고 생각해 운동을 포기하는 경우가 많다. 그러나 운동을 할 때는 지방 세포가 작아지고 근육이 좀 더 커보이기 때문에 그렇게 느껴질 뿐, 실제로 운동을 하면 지방은 줄어든다.

암 예방 10계명

① 금연하라

모든 암의 약 30%가 흡연으로 인해 발생한다. 암의 위험으로부터 벗어나려면 우선 흡연을 중단해야 한다.

② 고섬유질 식품을 먹어라

섬유질은 곡류나 채소·과일 등에 많다. 섬유질 섭취가 부족하면 변비·치질뿐 아니라 결장암에 걸리기 쉽다.

③ 비타민 A를 섭취하라

비타민 A는 주로 시금치·당근·고구마·살구 등에 많다. 비타민 A 섭취가 부족하면 폐암·식도암·후두암을 유발한다.

④ 비타민 C를 섭취하라

비타민 C는 주로 과일이나 채소, 특히 오렌지나 포도·파란 고추·토마토 그리고 감자가 주공급원이다. 비타민 C가 충분히 섭취되지 못하면 위암이나 식도암에 걸리기 쉽다.

⑤ 양배추를 먹어라

양배추류의 채소에는 비타민 A·C인데, 섬유질이 풍부해 암을 예방한다.

⑥ 식이요법으로 체중의 급증을 막아라

갑작스런 체중 증가는 유방암이나 대장암의 요인이다. 살코기나 생선, 저지방성 음식으로 체중 급증을 피한다.

⑦ 이상적인 체형을 유지하라

체질적으로 비대한 남녀는 정상체형인들 보다 자궁암·유방암·대장암·위암 등의 발병률이 30~50% 정도 높다. 몸이 비대한 사람은 운동이나 적은 양의 칼로리 식품으로 체중을 조절해야 한다.

⑧ 훈제품이나 가공식품을 피하라

햄·베이컨·핫도그 등의 식품은 식도암이나 위암을 유발한다.

⑨ 폭음을 피하라

음주는 간암을 유발하는 무서운 독소이다.

⑩ 태양광선을 피하라

강한 태양광선은 피부노화를 촉진할 뿐만 아니라 피부암의 주요인이다.

해저식물은 미래 약품의 보고(寶庫)

최근 미국에서는 해저생물을 이용, 미래의 의약품을 개발하려는 연구가 본격화하고 있다.

현재 아스피린·모르핀 등 자연자원을 이용, 제조한 의약품은 이미 상당수에 이르고 있으나 바다생물을 이용한 의학용품의 제조는 처음 시도되고 있다.

미국 제약회사인 시팜사는 1만 1천여종의 해양생물에 대한 유용성을 실험한 결과 항균작용과 항암작용, 면역체계 조절에 효과적이라는 사실을 밝혀냈다.

피낭류의 연체동물로부터 추출된 성분은 피부암 치료에 효과적이고, 청록색 해조에서 뽑은 성분은 면역기능을 향상시킨다.

또한 코네티컷 대학의 한 연구원은 홍합이 생성하는 단백질이 접착력이 강하다는 사실을 이용, 접착제나 봉합제로 개발하고 있다.

이처럼 해양식물은 채집이 어렵다는 단점 때문에 개발이 부진했으나 최근에는 해양식물의 각종 성분들을 화학적으로 합성하거나 유전공학으로 개발해 의약품으로 실용화하기 위한 연구가 본격화하고 있다. 현재는 해면·산호 등 해조류에서 추출될 항암제의 개발이 가장 시급하다.

믿는 자는 이긴다

자신감이 결여된 사람을 치료할 수 있는 확실한 방법의 하나는 믿음이다. 믿는 자는 이긴다. 믿으면 대담해지고 두려움이 없어진다. 성공에 대한 확신이 선다. 적극적인 사고방식을 갖게 되고 낙관적인 인생관을 갖게 된다.

발명왕 에디슨은 말하기를, 가능성을 믿는 사람은 무엇에나 성공한다고 했다. 인생에 완전한 불가능은 없다. 아무리 불가능한 것이라도 지혜를 짜면 해결책이 나온다. 문제는 해보지도 않고 안 된다는 생각을 먼저 하는 데 있다.

성공하기 위해서는 자신의 마음속에서 불안과 공포감을 추방해야한다. 그렇게 하기 위해서는 믿음과 자신감 그리고 평안한 마음으로 무장하지 않으면 안 된다.

자신을 얻기 위한 6가지 비결

① 성공한 자기 모습을 머리 속에 항시 간직하라.

② 사고방식을 적극적인 방향으로 개조하라.

③ 마음을 혼란시키는 장애물은 즉시 제거하라.

④ 남의 흉내를 내지 말라.

⑤ 유능한 조언자를 발견하라.

⑥ 자기의 힘을 10배로 높게 평가하라.

자기암시는 결코 속임수가 아니다

의식적인 최면은 매우 중요하다. 그것은 자기 개선과 행복에 깊은 관계가 있기 때문이다. 의식적인 최면은 자기를 극복하고 조정하는 수단이 된다.

오늘의 당신은, 어렸을 때부터 당신의 마음속에 확립된 생각하는 방법과 가치관 그리고 인생관의 합성물이다. 당신이 만일 겁쟁이라면 그것은 당신이 어린아이였을 때부터 자신이 겁쟁이라는 생각을 받아들였기 때문이다. 그리고 당신은 자신이 겁쟁이라는 생각을 품고 있는 한 언제까지나 겁쟁이일 수밖에 없을 것이다.

통증이나 괴로움을 호소하고 있는 사람들은 대부분 아주 어렸을 때부터 그 사람 마음속에 심어진 '내 몸은 약하다'라는 상태를 반영하고 있는 것이다. 이런 사람은 일생 동안 건강상태가 좋지 못하다.

피로도 자기암시에 의해 더해지는 경우가 많다. 해야 할 허다할 일들 - 특히 하기가 싫은 일들 - 이 있을 때는 평소보다 필요이상으로 빨리 피로를 느끼게 된다. 그 사람이 의식적으로 빨리 피로해지기를 기다리고 있기 때문이다.

'잠자리에 들어도 잠이 잘 안 온다'는 자기암시가 심한 사람은 거의 불면증 환자들이다. 커피가 특별히 진하지 않은 한 커피를 마신 2시간 후에는 그 자극적 효과가 없어진다. 그런데 많은 사람들은 커피를 마시면 잠이 안 온다고 해서 저녁식사 후에는 커피 마시는 것을 꺼리고 있다. 그러나 그들을 자지 못하게 하는 것은 커피가 아니다. 커피를 마실 때 자신에게 건 암시 때문이다.

당신은 지금까지 아침에 일정한 시간에 깨도록 자신에게 암시한 적이 있는가? 있다면 아마 일찍 일어나는 데 성공했을 것이다. 그것은 의식적인 자기암시이다.

당신의 나쁜 추억은 당신 스스로가 건 암시 탓이다. "내게는 나쁜 추억이 있어"라고 말할 때마다 당신은 그것을 일부러 현실적인 것으로 만들고 있는 것이다.

무언가를 간절히 소망하고 있다면 그것에 대해 적극적으로 자기 암시를 걸라. 그리고 이렇게 말하라. "내게는 좋은, 아주 좋은 추억이 있었어"라고 말하라. 이것을 몇 번이고 반복하다 보면 마침내 당신의 마음에는 좋은 추억이 자리잡게 될 것이다. 그리고 그것은 의식적인 자기암시의 원리에 의해 발전되어 나갈 것이다. 성공의 비결은 바로 거기에 있다.

어느 부인이 큰 수술을 받고 입원해 있었다. 그녀는 밤마다 의사에게 수면제를 요구했다. 의사는 수면제를 계속 복용할 경우 그녀가 약 없이는 잠을 이룰 수 없게 될 것이 걱정되어 그녀에게 수면제 대신 식염수를 주었다. 식염수를 수면제로 알고 복용한 그 부인은 곧 잠이 들었다. 그 잠은 그녀의 자기암시에 의한 것이다.

치과 병원의 의자에서 경험하는 통증도 대부분은 자기암시 때문이다. 얼마나 아플까 두려워하면서 몇날 몇일 치과에 가는 것을 주저하는 사람들이 있다. 그러나 실제적인 통증은 환자가 신음하며 호소하는 고통보다는 훨씬 가벼운 것이다.

배멀미의 경우도 마찬가지다. 생리학상의 이유가 있기는 하지만 대부분의 사람들은 자신이 배멀미를 할 것이라고 예측하기 때문에 배멀미를 하게 된다. 즉 항해를 시작할 때 이미 자기가 배멀미 할 것을 예견하고 있는 것이다.

암시의 활용은 가정에서부터

'사랑은 가정에서부터 시작된다' 이 말은 너무나 자명한 이치이다. 그래서 사랑의 암시를 자주하면 가정이 평화롭고 사회에는 사랑의 물결이 흐른다. 따라서 가장 효과적인 암시의 활용은 가정에서부터 시작하는 것이 좋다.

또 자녀에게는 특히 말을 조심해야 한다. 오늘 당신이 아무 생각없이 한 말이 당신의 자녀들에겐 일생을 통해 나쁜 영향을 미칠 수도 있기 때문이다.

자녀들에게 무원칙한 책망을 해선 절대로 안 된다. 암시에 의해 아이들의 잠재의식에 나쁜 애라는 씨를 심어주는 것이 되기 때문이다. 만일 젊은이들을 선도해주고 싶을 때는 나쁘다고 하는 말 대신 이렇게 말하는 것이 좋다.

"너는 훌륭한 애니까 그런 짓을 해선 안 된다."

이렇게 말하면 그 애를 나쁜 애로서가 아니라 훌륭한 애로 취급하는 것이 되므로 아이의 마음엔 그다지 큰 상처를 입히지 않게 된다.

남편이나 아내도 용모나 연령에 관해서 서로 이야기를 주고받을 때는 매우 주의해야 한다. "당신은 나이보다 늙어 보인다"라든가 그와 비슷한

말을 한다는 것은 상대의 노화를 촉진하는 방향으로 이끌게 되기 때문이다. 그러므로 자기 부인에겐 항상 젊다고 말해야 한다. 부인도 남편을 그렇게 대해주어야 한다. 그러면 서로 건강한 젊음을 연장할 수 있다.

인생의 성공비결은 돈도 아니고 권력도, 명예도 아니다. 보람있는 인생은 얼마나 건강하게 사느냐에 달려 있다.

건강한 삶에 대해 확신을 가져라. 그 확신은 당신의 가슴속에 깊이 자리 잡아 늘 당신의 건강을 지켜줄 것이다.

여름철에 좋은 건강식단

여름에는 체온의 상승을 막기 위해 많은 혈액이 피부 근처로 몰린다. 그렇기 때문에 위장과 근육의 혈액순환량이 부족하여 식욕이 떨어지고 만성피로를 느끼게 된다. 따라서 충분한 영양공급이 필요하다. 특히 불쾌지수가 높아지면 체내 단백질이 평소보다 많이 소모되기 때문에 삼계탕과 장어 그리고 과일인 매실 등을 자주 먹는 것이 좋다.

1) 장어

장어는 단백질·지방·비타민 A가 풍부하다. 장어 100g에는 달걀 10개, 우유 5컵의 비타민 A가 함유돼 있다. 미국 국립암연구소의 츄 박사에 의하면 비타민 C를 충분히 섭취하면 암에 걸리지 않는다고 한다. 즉 장어를 즐겨 먹는 사람은 암에 걸리지 않는 것이다.

장어는 비타민 A 외에도 체내 지방산의 산화를 억제하고 혈관에 활기를 불어넣는 데도 좋은 생선이다.

2) 삼계탕

닭고기는 근육섬유 속에 지방이 섞여 있지 않기 때문에 맛이 담백하고 소화흡수가 잘되는 것이 특징이다. 따라서 어리고 연한 닭에 찹쌀·

밤·대추 등을 넣거나 마을을 넣고 푹 고은 영계백숙을 먹으면 좋은 스태미나식이 된다.

3) 매실

매실은 식중독을 예방·치유하는 데도 효과적인데, 이것은 매실 속에 들어 있는 구연산 때문이다. 구연산은 강한 살균력이 있어 해독작용을 하기 때문에 조금 변질된 식품을 먹어도 소독이 되어 식중독을 일으키지 않는 것이다. 또한 매실의 유기산은 피로소인 유산을 빨리 분해시켜 체질이 산성화하는 것을 막고 상쾌함을 안겨준다.

장수비결 10가지

미국 의학회의 노인병 전문위원회는 다음과 같은 장수의 비결을 발표했다.

① 칼로리와 기름기[脂肪]가 적게 들어 있고 단백질·비타민·수분이 많이 들어 있으면서 영양소가 골고루 포함되어 있는 음식물을 섭취하라(어패류, 콩류, 야채, 과일 등).

② 몸 안의 노폐물을 규칙적으로 배설하라.

③ 몸과 마음을 적당히 휴식하라.

④ 무엇인가에 흥미를 갖고 취미생활을 즐겨라.

⑤ 위트와 센스를 길러라. 이는 정신의 긴장을 풀어주는 최상의 약이다.

⑥ 감정이 지나치게 동요되는 일을 피하라.

⑦ 가족과 친구에게 항상 친절하라.

⑧ 자신이 하고 있는 일을 자랑스럽게 생각하라.

⑨ 주변의 사회적인 일에 자진하여 참여하라.

⑩ 항상 지식과 경험의 폭을 넓히도록 노력하라. 그러면 1백년은 무난히 살 수 있을 것이다.

비타민 C는 방광염 치료에 특효

비타민 C는 여성들이 잘 걸리는 방광염에 효과가 있다는 새로운 사실이 밝혀졌다. 방광염은 해부학적으로 여성이 남성보다 복잡하기 때문에 특히 여성들이 잘 걸리는 질환으로, 세계 여성의 20%가량이 이 병으로 고통을 받고 있다. 더욱이 치료를 받으면 일시적으로 낫는 듯하지만 재발이 잘되고 심하면 불임증으로까지 발전한다.

미국 뉴욕주립대학의 리처드 메치아 박사는 방광염 경험이 있는 여성에게 1일 500mg의 비타민 C 정을 2알씩 투여한 결과 재발률이 현저히 떨어진다는 사실을 알아냈다. 그는 현재 임상실험을 하고 있어 재발률이 얼마나 떨어지는지는 정확히 알 수 없지만 방광염에 비타민 C가 효과가 있는 것은 분명하다고 말했다.

존 홉킨스대학 교수였던 네일 솔로몬 박사도 비타민 C가 방광염을 일으키는 미세조직의 증식을 억제하기 때문에 방광염의 재발을 막는다고 했다.

그러나 메이지 박사는 요로결석이나 신장질환 환자는 비타민 C를 투여할 때 반드시 의사의 지시에 따라 사용해야 된다고 지적했다.

허약체질과 빈혈

빈혈이란 혈액의 총량이 적다는 의미가 아니라 혈액 중의 적혈구 또는 적혈구 속의 혈색소, 즉 헤모글로빈이 적다는 뜻이다.

빈혈이 일어나면 피부·안검결막(眼瞼結膜)·입술 등의 점막이 창백해진다. 지각증상으로는 몸이 고달프고, 피로감을 느끼며, 생각이 정돈되지 않고 멍해지고 졸음이 온다. 또 어지러운 증상과 함께 가슴이 뛰면서 고통이 오고 음식을 소화하지 못하며, 귀에서 벌레소리 같은 이상한 소리가 난다. 게다가 어깨가 묵직하고, 눈이 흐려서 시력이 쇠퇴한다. 또한 열이 나고, 메스꺼움과 구역질이 나기도 한다.

갑작스럽게 많은 출혈이 있을 때 빈혈이 일어나면 피부는 창백해지며, 땀이 흐르고 속이 불편하면서 메스껍고, 토하고 싶다든가, 손발이 차가우며, 어지러운 증세가 생기며, 맥이 약하게 뛴다든가, 아니면 맥이 계속적으로 강하게 뛴다든가, 심한 경우 인사불성에 빠진다.

십이지장충에 의한 빈혈 증상은 일반적 증상과 마찬가지이나 경도(輕度)의 황색을 띠고 가슴이 답답하게 뛰면서 불안하며 숨이 막히고 어지러우며 권태감이 나타나는 증상이다.

젊은 여자에게 흔히 있는 빈혈증 증상으로는 피부의 창백·피로·월경 이상·손톱의 변화 등인데, 현저하게 나타난다. 그리고 재발하기 쉬우며, 빈혈로 인한 불임증이나 일반적인 빈혈증상 외에 소화기계(消化器系)의 장애가 있어서 혀에 염증을 잘 일으키며 빨갛게 되어 아플 수도 있다.

또한 음식물을 먹을 때 목에 걸리는 듯한 느낌이 들거나 아프기도 한다. 악성빈혈에 의한 일반적 증상 외에 피부나 점막(粘膜)으로부터 출혈하기 쉽고, 비장(脾臟)이 부으며 위장 장애를 일으키는 경향이 있다. 그리고 흉골(胸骨)을 두드리면 아픔을 느끼는데, 그것이 이 병의 특징 중 하나이다.

빈혈과 허약체질의 치료인 사물탕(四物湯)을 원방(原方)으로 하며, 증상에 따라서 여러 가지 한약제를 넣어 처방하여 사용한다. 여기서 사물탕의 처방은 당귀(當歸)·천궁(川芎)·지황(地黃)·작약(芍藥)의 네 가지이다. 예부터 보혈(補血)의 특효약으로 알려지고 있는데, 빈혈을 고칠 뿐만 아니라 각종 출혈에서 지혈(止血)에도 쓰였다.

그러나 빈혈이 강도(强度)이거나 위장 장애가 있어 설사를 하거나 토하거나 하는 사람에게는 사용하지 않는다. 사물탕에 인삼·복령(伏苓)·백출(白朮)·감초를 넣어서 복용하면 빈혈이 심하거나 기력이 쇠한 환자, 또는 식욕이 없고 설사하고 토하는 사람에게 좋다. 보혈강장(補血强壯)의 효력이 있으므로 전신적(全身的)으로 쇠약하고 빈혈, 입안의 건조, 숨이 가쁘며 맥박이 빠르거나 소화가 잘 되지 않는 사람에게 쓰면 좋다. 한편 빈혈이 있어 두통이나 현훈(眩暈)이 심하고 부종(浮腫) 등이 생기는 사람에게도 좋다.

빈혈증에는 뜸[灸]치료가 적당하다. 뜸치료를 하게 되면 적혈구 및 혈색소가 현저하게 증가한다는 것이 과학적으로도 증명되었다.

보통 뜸치료를 시작해서 6주간 뒤부터 적혈구의 증가가 시작되며, 몇 개월 정도 계속하면 아무리 심한 빈혈증이라도 뜸치료에 의한 적혈구의 증가로 2~3주째부터 효력이 발생한다. 뜸자리는 흉부의 명치 끝과 배꼽 중앙선에 자리를 잡아 치료하면 완쾌된다. 그리고 등의 중앙부위를 눌러서 아픈 부위를 뜸으로 치료하면 빠르다.

황정(黃精)을 막걸리에 담그다가 찜통에 찌는 것을 일곱 번 반복하여 말린 후 개소주를 할 때 황정을 넣어서 복용하면 개소주만 먹는 것보다 훨씬 빨리 효력이 나타난다. 그러나 항간의 개소주 집에서 한약을 넣는 것은 위험하니 개소주에 한약을 넣을 때는 반드시 한의사의 진찰을 받고 넣어야 한다.

빈혈에는 철분을 섭취하라

철분은 헤모글로빈을 만들어 빈혈을 방지하는 중요한 영양소다. 그러나 우리가 식품섭취로 얻는 철분은 10% 정도만이 체내로 흡수되고 나머지는 산화돼버린다. 이때 비타민 C는 철분의 산화를 막고 체내 흡수를 도와 원활한 혈액순환을 돕는다.

따라서 콩이나 야채를 먹을 때 비타민 C가 풍부한 토마토케첩을 함께 먹으면 야채 속의 철분 이용률을 높일 수 있다. 또한 식후에 오렌지 주스를 마시거나 철분 영양소와 주스를 함께 먹으면 철분 흡수율이 높아진다.

허리가 굵어질수록 생명은 단축된다

미국 하버드 대학에서는 비만이 생명을 얼마나 단축시키는가를 실험했다. 이 실험에 의하면 자기의 표준체중보다 50파운드가 더 비대한 사람은 5년에서 10년의 수명단축이 초래된다고 주장했다. 예를 들면 50세와 62세 사이에 있는 사람들의 경우 1파운드의 증가에 따라 생명의 단축은 2% 증가되며, 30세와 49세 사이의 사람들의 경우 1파운드의 증가에 따라 생명의 단축은 2% 증가되며, 30세와 49세 사이의 사람의 경우 평균체중보다 1파운드 더 증가할 때마다 생명의 단축은 2%씩 증가했다고 하버드 대학의 조안 만손 박사는 지적했다.

확실히 비만은 생명의 적이다. 허리가 굵어지면 생명은 반비례로 단축된다는 사실을 명심하라.

혈압이 높으면 자전거를 타라

혈압이 높은 사람이 자전거를 타면 혈압이 정상화한다는 사실도 최근 밝혀졌다. 이와 같은 사실은 일본의 한 연구팀이 혈압이 약간 높은 중년남녀를 대상으로 실험한 결과 밝혀진 것이다.

이들 실험결과에 의하면 자전거를 심하게 몰지 않고 천천히 몰아도 혈압은 정상으로 내려갔다. 이들은 1주일에 3번, 약 60분씩 자전거를 탔다. 그 결과 혈압은 13점이 떨어졌다는 것이다. 그러므로 혈압이 높으면 자전거를 타라.

생선기름은 암을 예방한다

생선기름이 건강에 좋다는 것은 이미 널리 알려진 사실이다. 그 중에서도 심장병과 관절염 그리고 편두통까지 예방하는 효과가 있다. 그런데 최근에는 이 생선기름이 암까지 예방할 수 있다는 연구 발표가 나와 주목을 끌고 있다.

미국 하버드 대학 의과대학의 한 연구팀은 유방암에 걸린 쥐를 통해 이러한 실험결과를 얻었다. 유방암에 걸린 쥐에게 생선기름으로 만든 식초산을 먹인 결과 암종양이 점차 적어졌고 또 다른 쥐들에 비해 가장 오래 살았다.

또한 데브라 세루가 박사는 생선기름으로 길러진 쥐들은 면역기능이 다른 쥐에 비해 강하다는 것을 알게 되었다고 말했다. 그는 특히 육류보다는 생선을 먹는 것이 암예방에 도움이 된다고 했다.

건강은 건강할 때 체크하라

건강은 한 번 잃으면 회복하기 힘들다. 따라서 건강을 유지하기 위해서는 적어도 6개월마다 정기점검을 하는 것이 제일 좋다.

사람의 몸은 10대 전반까지는 질병도 거의 없고 젊음도 유지된다. 그러나 40세가 넘으면 조금씩 성인병 세대로 진입하여 일상생활에서도 여러 가지 징후를 느낀다. 따라서 주기적(6개월)으로 인간 도크에 들어가 자신의 건강상태를 체크해볼 필요가 있다. 당신의 현재 상태가 다음의 인간 도크 검사항목과 적정기준에 합치하면 당신은 건강한 삶을 영위할 수 있다고 볼 수 있다.

<인간 도크의 검사항목과 적정선>

검사부위	검사항목		안전범위
호흡기	흉부 X-Ray		이상없음
	폐활량		2,000 이상
순환기	혈압	최고	150 이상
		최저	90 이하
	심전도		이상없음
	총콜레스테롤		150~220mg/㎗
	중성지방		70~170mg/㎗
신요로계 (新尿路系)	요단백		(-)
	요침사		이상없음
	요소질소		8~22mg/㎗
	요산		2~7mg/㎗
위장관(胃腸管)	변잠혈(便潛血)		(-)
	위장 X-Ray		이상없음
담낭	담낭초음파검사		이상없음
간췌 (肝膵)	유담즙·유로 비리노겐		이상없음
	혈액담색소		1.0mg 이하 (혈액 100cc당)
	GOT		8~40단위
	GPT		5~30단위

간 췌 (肝膵)	알 카 라 인 포 스 파 테 이 즈		2.5~10단위
	혈 청 총 단 백		6.5~8g/100cc
	췌장초음파검사		이상없음
	혈 청 아 미 라 계		150mg 이하 (혈액 100cc당)
당 뇨 병 검 사	요 당		(-)
	혈 당	공복시	120~130mg/dl이하
		1시간치	180mg/dl이하
		2시간치	120~130mg/dl이하
혈 액	적 혈 구 수		400~500만 (혈액 1cc당)
	백 혈 구 수		6,000~8,000만 (혈액 1cc당)
	혈 색 소 량		13~15g (혈액 100cc당)
	혈 구 용 적		37~45%
	혈 침		1시간에 10mm 이하
혈청 반응 검사	매 독 반 응		(-)
	류머티스양인자 테 스 트		(-)
안 과 검 사	시력(교정포함)		좌우 0.8 이상
	안 저 검 사		이상없음
부 인 과 검 사	스 메 아 검 사		이상없음
이비인후과검사			이상없음
체 중			표 준

섹스미네랄(SexMineral) 아연(Zn)을 섭취하라

현대사회에서는 의외로 성불능자가 많다. 특히 젊은 사람들 중에 성불능자가 많다. 신혼 임포텐츠는 바로 그것을 증명하고 있다. 왜 그럴까? 많은 원인이 있겠지만 그중에서도 스트레스 압박, 짧은 팬티 애용, 청바지 착용, 그리고 영양의 언밸런스(불균형)를 들 수 있다. 그 밖에 지나친 흡연, 지나친 음주 등을 들 수 있다.

그러나 무엇보다도 중요한 사실은 성불능의 가장 큰 원인이 아연(Zn)의 결핍에 있다는 사실이다. 이 사실이 발견되자 서구에서도 커다란 쇼크를 일으켰다.

현재 미국에서는 아연의 정제나 아연을 함유한 영양제가 불티나게 팔리고 있다. 아연은 세포분열을 촉진시키고 OPA의 합성에 불가결한 원소이며, 체내 59개의 효소가 작동하는 데 꼭 필요한 원소이다. 그야말로 아연은 정력강장제임에 틀림없다.

그 밖에도 아연 결핍은 당뇨병, 불임증, 빈혈, 기억력감퇴, 식욕부진, 시력감퇴, 모발·손톱 등의 발육장애 등을 초래한다. 여자는 임신중에 아연을 충분히 섭취해야 머리 좋은 아이를 낳을 수 있다.

체질이 바뀌면 암도 치료된다

우리 몸 세포를 변화케 하는 가장 큰 요인은 우리가 매일 먹고 있는 음식이다. 음식물의 질이 바뀌면 혈액의 질이 바뀌고 따라서 몸세포의 질도 달라진다.

체내의 장기 중에서도 간세포는 8일 동안에 세포의 1/2이 새 세포로 바뀌며, 15일이 지나면 완전히 새로운 간이 된다. 또한 머리카락이나 손톱은 6개월이 지나면 새것으로 바뀌고 몸속의 뼈까지도 3년이면 모두 바뀐다는 설이 있다. 이러한 변화에 가장 큰 영향을 미치는 것은 우리가 매일 섭취하고 있는 음식물이다. 그러므로 음식은 가능한 한 알칼리성 식품을 섭취하는 것이 제일 좋다.

열탕욕은 섹스에 나쁘다

지나치게 온도가 높은 열탕욕은 섹스를 약화시킬 뿐 아니라 여자에게는 불임의 원인까지 된다고 미국의 한 전문가는 말했다. 뿐만 아니라 사우나·증기탕·전기장판·전기담요 등도 모두 성기능을 저하시키는 것으로 알려졌다.

따라서 남자의 경우는 가능한 하의를 입지 않는 것이 좋다. 그리고 목욕을 하더라도 고온의 열탕을 피하는 것이 좋다. 혹 열탕을 하더라도 잠깐씩 해야지 오래 계속하면 성기능이 떨어진다.

갱년기라고 성기능이 떨어지지 않는다

40대에 접어든 남녀 공히 하는 불평이 있다. 그것은 정력이 떨어진다는 것이다. 그리하여 정력에 좋다면 아무것이나 닥치는 대로 먹는 것을 흔히 볼 수 있다. 그것도 수입품 호르몬제, 정력강장제 등 엄청나게 비싼 것을 먹어치운다. 그러나 과연 효과가 있을까? 아니다. 약에 의존하면 정력은 점점 약화될 뿐만 아니라 약중독 사태까지 벌어진다.

인간에게는 정력에 있어서도 무한한 잠재력이 있다. 갱년기라고해서 정력이 떨어진 것이 아니다. 문제는 중년이 되니까 정력이 떨어질 것이라는 선입관과 심리적인 압박감 때문에 정력이 떨어지는 것이다. 머리를 쓸수록 좋아지듯이 정력도 잘만 콘트롤하면 갱년기와 관계없이 강해질 수 있다. 인생을 적극적으로 살아보라. 정력은 무한히 넘칠 것이다.

생명공학 이용한 건강식품

미국에서는 생명공학을 이용한 건강식품이 등장하여 큰 인기를 끌고 있다. 이중 가장 주목되는 것은 지방질이 적은 쇠고기와 우유다. 미국 사이나마이드사, 업존사 등의 제약회사는 유전공학으로 생산한 성장호르몬을 주사하여 지방질이 적은 소와 우유를 생산하는 데 성공했다. 소에 성장호르몬을 주사하면 지방질의 양은 줄고 단백질이 증가해 쇠고기나 우유를 많이 먹어도 동맥경화의 위험이 적다.

한편 유타주의 NNI사는 식물유전자를 조작, 보다 달고 내용물이 많은 토마토 품종을 개발하여 시판중이다. 이 회사는 같은 방식으로 쉽게 재배할 수 있는 양송이도 개발했다.

몬산토사와 프록테겜블사는 버터를 대신할 수 있는 인공지방을 개발했다. 이 인공지방은 버터나 기름 맛을 내면서 체내에는 흡수가 안 돼 성인병 예방에 큰 효과를 줄 것이라고 한다.

또 듀퐁사와 코아글로사는 칼로리가 없는 인공밀가루를 개발, 노(No) 칼로리 빵이나 국수를 만들 수 있는 길을 터놓았다. 이들 회사는 현대인들이 섬유질 섭취가 부족해서 암 등의 위험이 크다는 데 착안, 섬유질을 분해해서 체내에서는 소화흡수가 되지 않으면서도 밀가루 맛을 내는 인공밀가루를 시판하고 있다.

이 같은 건강식은 최근 식생활에 따른 성인병 문제가 부각되면서 수요가 급증하고 있는데, 앞으로도 크게 신장될 전망이다.

침은 암을 억제한다

음식을 천천히 오래 씹어먹는 사람은 발암률이 낮을 뿐 아니라 암 예방에도 효과가 있음이 밝혀졌다. 이와 같은 사실은 일본 동지사대학 생화학연구팀의 연구에 의해 밝혀진 것인데, 니시오까 하지메 교수팀은 세포의 돌연변이를 연구했다. 인간의 침이 발암물질의 기능을 약화시킨다는 사실을 발견한 것이다.

우리 주변에는 각종 발암물질이 건강을 위협하고 있다. 그중에서도 인공화학물질, 산업폐기물, 음식의 탄 부분 등이 제일 위험하다. 더구나 일상생활에서 흔히 먹고 있는 불에 탄 생선 등은 일반적으로 발암물질로 알려져 있다.

그런데 니시오까 교수팀은 사람들이 구운 생선을 먹고도 암에 걸리지 않는 이유를 파고들었다. 그 결과 우리의 침이 발암물질의 기능을 약화시킨다는 사실을 발견했다. 니시오까 교수팀은 중년과 노년층에서 암 발생이 많은 것은 이들의 침 속에 발암을 억제하는 효소가 점점 약화되었기 때문이라고 주장했다. 따라서 암을 예방하기 위해서는 음식을 무조건 오래 씹어먹어야 한다. 암균이 침에 약하기 때문이다.

남편을 소리없이 죽이는 10가지 극약

미국 하버드 대학의 영양학 교수인 진 메이어 박사는 남편을 소리없이 죽이는 10가지 항목을 발표하여 일대 센세이션을 일으켰다. 그러나 많은 여성들이 이 10가지 항목을 역으로 활용하면 남편을 더욱 더 사랑할 수 있고 건강하게 할 수 있다는 점에서 주목하고 있다. 다음과 같은 사항을 남편에게 행하는 여성은 분명히 남편을 빨리 그리고 소리없이 죽이는 여성이다.

① 남편에게 육류 음식을 많이 권하는 여성.

육류를 많이 섭취하면 혈관에 콜레스테롤이 쌓여 동맥경화나 심장병으로 쓰러지는 것은 시간문제다.

② 운동을 못 하게 하는 여성.

③ 잠자리에서 동침을 자주 요구하는 여성.

④ 아침저녁으로 바가지를 쉴새없이 긁는 여성.

⑤ 남편 혼자서 휴가나 휴식을 취하지 못하게 하는 여성.

⑥ 남편의 야망을 가로막는 여성.

⑦ 남편의 행동에 무관심한 여성.

⑧ 남편에 대해 우월감을 갖는 여성.

⑨ 남편을 사랑하지 않는 여성.

⑩ 독선적인 여성

건강장수를 위한 식사 5원칙

건강장수의 비결은 먼 데 있지 않고 바로 우리 주변에 있다. 평소에 다음 사항만 잘 지키면 성인병 예방은 물론, 건강과 장수를 누릴 수 있다.

첫째, 소식(小食)하라

독일의 한 의학자의 말에 의하면 우리의 식사는 현재 하고 있는 분량의 1/3로도 충분하다고 지적했다. 그 나머지 음식은 우리를 병들게 하고 의사들의 수입만 늘게 할 뿐이라고 했다. 부자의 생명이 단명하는 이유는 바로 주지육림의 미식 때문이다.

둘째, 통체식(通體食)을 하라

이것은 머리부터 꽁지까지 먹는 것을 말한다. 그런 음식으로는 멸치, 새우 등과 같이 통째 먹을 수 있는 것을 말한다.

셋째, 생식(生食)하라

생식은 살아 있는 음식을 먹는 것이다. 생식은 각종 질환의 예방과 미용, 그리고 회춘의 영약이다.

넷째, 제철 야채를 먹어라

뉴기니아의 파푸아족의 건강이 좋은 것은 제철에 맞는 음식을 먹기 때문이다. 비닐하우스에서 재배된 야채는 제철의 채소에 비하면 맛과 영양가가 떨어진다.

다섯째, 조식(粗食)하라

조식이란 주지육림의 미식과는 반대의 식사다. 소박하고 거칠고 딱딱한 음식을 말한다. 백미밥은 미식이나 현미밥은 조식이다. 조식은 치아를 강하게 하고 위장을 좋게 하여 신체내의 장기능을 강화해준다.

홍차는 변비에 좋지 않다

홍차는 변비 환자보다는 오히려 설사 환자에 더욱 좋다. 이것은 홍차의 탄닌 성분 때문이다. 탄닌은 설사를 멈추게 하고 변비를 더욱 조장한다.

한편 홍차도 커피와 마찬가지로 카페인이 들어 있다. 그러나 커피는 동맥을 경화시키는 작용이 있는 데 반해 홍차는 동맥경화를 예방하고 혈압을 내려주는 역할을 한다.

새우 꼬리에 대장암 억제하는 성분 있다

대부분의 사람들이 먹다 남기는 새우 꼬리에 대장암을 예방하는 물질이 있다고 일본 국립영양연구소의 쓰지 게이스께 박사는 발표했다.

예부터 새우의 꽁지를 먹으면 체하지 않는다는 말이 있다. 새우·게·메뚜기 등의 딱딱한 껍질에는 섬유질의 일종인 키친이라는 성분이 있는데, 이것은 섬유질의 일종이다. 이 키친은 소화관을 통과할 때 뱃속을 청소하여 장내에서 발생하는 유해물질을 체외로 배설시킨다. 그 결과 대장암 및 각종 질환이 예방된다는 것이다.

그 외에도 새우에는 콜레스테롤을 저하시키는 타우린이라는 단백질이 있어 동맥경화·고혈압 예방의 효과가 있다. 따라서 쓰지 게이스께 박사는 새우를 먹을 때 꼬리를 포함하여 통째로 먹을 것을 당부했다.

척추통을 유발하는 니코틴

애연가들을 불안하게 하는 연구결과가 발표되었다. 미국 워싱턴 의대 내과학 교수인 리처드 데요 박사가 척추통 환자 천 명을 대상으로 니코틴이 척추에 미치는 영향을 연구한 결과 흡연량이 많을수록 등뼈 통증이 더 심했다고 한다.

연구에 의하면 하루 한 갑 정도 담배를 피우는 사람은 비흡연자에 비해 척추통 발생률이 20% 더 높았고, 하루에 세 갑 이상을 피우는 경우는 25% 정도 더 심했다고 한다.

지금까지 척추통은 직장이 만성병의 하나로 운동부족과 비만이 주요 원인으로 알려져 왔다. 그러나 데요 박사에 의하면 니코틴은 척추에 혈액공급을 억제시켜 척추를 약하게 하고 척추통을 유발한다는 것이다. 또한 흡연자는 비흡연자에 비해 심한 기침을 하기 때문에 척추에 압박이 가중돼 척추통을 유발한다고 설명했다.

숙취를 방지하는 과즙

오렌지와 레몬 과즙에 포함된 비타민 C는 알코올 성분을 중화시킨다. 미시간대학 연구진은 실험실에서 연회를 열어, 참석한 학생들을 대상으로 알코올과 비타민 C에 대해 연구했다.

실험결과, 연회가 열리기 2주 전부터 매일 5천mg의 비타민 C를 규칙적으로 먹었던 학생들은 주스를 먹지 않았던 학생들보다 알코올 성분이 빨리 중화됐고 혈액으로 확산되는 속도가 보다 느린 것을 발견했다.

또한 빈센트 제노니 박사는 비타민 C가 만취로 일어나는 의식불명을 방지하고 취기를 줄여준다고 강조했다. 실제로 주스를 마시고 연회에 참가한 학생들은 손에 골무를 끼우는 실험과 구별이 힘든 색깔을 맞추는 판단력 실험에서 주스를 마시지 않은 학생들보다 좋은 효과를 냈다. 이처럼 비타민 C는 알코올성분이 혈액을 따라 흐르며 소모시키는 인체의 모든 기관을 보호한다.

경구암을 예방하는 양파

양파의 톡 쏘는 듯한 즙과 향기는 식욕을 자극하고 입맛을 돋운다. 그런데 하버드 치대 연구진에 의하면 양파즙에 경구암을 방지하는 성분이 있다고 한다.

연구진은 실험용 동물에서 추출한 경구암세포 배양액에 양파 농축액을 혼합한 결과 25%의 양파 농축액에서 암세포는 더 이상 자라지 못했다고 말했다. 또한 25% 이상의 농축액을 혼합하자 암세포는 서서히 파괴되기 시작했다. 이 실험으로 양파는 항독작용뿐 아니라 항암작용에도 효과적이라는 것이 밝혀졌다.

양파에는 비타민 C·E, 베타카로틴 등 우수한 영양소가 포함돼있는데, 양파의 항암작용은 소량의 셀레늄 성분 때문이라 추측된다. 셀레늄은 독성물질로부터 신체조직을 보호하는 광물질 영양소로서 호밀, 달걀 노른자에 다량 함유돼 있다.

여드름을 악화시키는 돼지고기

쇠고기는 여드름에 별로 나쁘지 않으나, 돼지고기는 많이 먹으면 여드름을 악화시킨다. 이것은 쇠고기가 갖고 있는 지방의 질보다 돼지고기의 것이 더 나쁘기 때문이다.

한편 당분을 많이 섭취해도 여드름은 악화된다. 이것은 섭취된 당분의 일부가 에너지로 사용되고 나머지는 체내에서 지방으로 변하여 피지의 분비를 촉진하기 때문이다.

최근 중년 여성들에게 여드름이 많이 생기는 경향이 있는데 이것은 짙은 화장의 여독, 위장이 나쁜 여성, 비타민 B2와 B6의 부족, 난소의 기능 저하 그리고 호르몬제의 남용이 가장 큰 원인이다. 여드름을 없애려면 비타민 C를 충분히 섭취하는 것이 효과적이다.

음주 후 섹스, 복상사 위험

혈압이 높은 사람 중에 섹스 직후 뇌졸중이나 심근경색으로 사망하는 경우가 있다. 이런 경우를 복상사라 하는데, 주로 50대 중년층에 많다. 특히 혈압이 정상보다 높은 사람이 술을 마신 후 섹스 관계를 가지면 혈압은 더욱 상승하여 복상사의 위험률이 더 높아진다고 관계 전문가들은 말하고 있다.

일반적으로 술에 취하면 신체의 각부 기능이 둔화 또는 마비되어 사정까지는 더 많은 에너지 소모와 더 오랜 시간이 소요된다. 이때 생기는 초조감과 강박관념이 스트레스가 되어 혈압을 상승시킨다. 섹스 자체도 혈압을 높이는 행위인데다가 술취한 상태에서의 과격한 섹스는 더욱 혈압을 상승시켜 심장마비·뇌졸중 등을 일으킨다.

강한 쇼크는 기억력을 감퇴시킨다

강한 충격은 두뇌의 기억력을 약화시킨다. 일반적으로 두뇌의 기억은 일단 매운 것이 머리 속에 들어와서 뇌세포에 새겨지기까지는 적어도 15분 이상 걸리는데, 만약 이때 외부로부터 강한 정신적 충격을 받으면 뇌세포에 새겨진 내용이 즉시 지워져버린다. 따라서 수험생이 있는 집안에서는 특히 공부를 마친 전후 30분 동안에는 심리적인 압박감이나 강한 충격을 주는 일이 있어서는 안 된다.

효과적인 기억력을 위해서는 낮잠을 자는 것이 가장 좋다. 수면은 피로해진 뇌를 가장 효과적으로 쉬게 하기 때문이다. 또 두뇌활동을 증진시키기 위해서는 한 가지에 계속적으로 몰두하기보다는 과목을 바꿔가면서 중간에 휴식을 취하는 것이 바람직하다.

짜릿한 향신료, 대사를 높인다

영국 옥스퍼드 과학기술원 연구진은 고추나 겨자 등의 양념이 음식을 맛깔스럽게 하는 작용 외에 체내 대사율을 높이는 데 효과적이라는 것을 밝혀냈다.

이들은 20대 초반의 건강한 남자 12명을 대상으로 첫날은 고추와 겨자를 첨가하지 않은 식사를 주고 이튿날은 고추와 겨자를 듬뿍 넣은 식사를 하게 한 결과, 첫날보다 이튿날의 신진대사율이 25% 향상되었다고 말했다.

연구진은 이러한 음식에 의한 열발생 현상은 고추의 캡사이신과 겨자의 알리아신 성분이 음식물의 신진대사를 돕기 때문이라고 추측했다. 대사율 향상 실험이 사람을 대상으로 긍정적인 반응을 나타낸 것은 처음으로서, 특히 열발생이 잘되는 곳은 갈색 지방 조직인 허리·엉덩이·얼굴 등이다. 따라서 고추나 겨자를 많이 섭취하면 몸에 열이 발생하고 각 조직이 연하게 된다.

또한 카페인이나 소량의 알코올 섭취에 의해서도 대사율은 향상된다.

봄철-원예로 건강을 지켜라

햇빛이 많아지는 봄이 되면 신체의 세로토닌 호르몬이 활발히 움직이기 때문에 사람들은 원기를 찾고 명랑해진다. 그러나 긴 겨울 동안 신체가 몹시 쇠약해 있던 사람과 정서적으로 민감한 사람들은 계절적 정서장애의 일종으로 들뜬 기분이 될 수 있다.

이를 의학적으로 조증이라 하는데, 조증이 발생하면 마구 물건을 산다든지 침착성을 잃고 방황하며, 죽음에 대한 일종의 강박관념까지 갖게 되고 식욕도 떨어진다.

이때는 원예로 안정과 건강을 찾을 수 있다. 미국 델리웨이 대학의 지학과 교수인 로저 울리히 박사는 푸른 생명체에 대한 사람의 생리적 반응을 조사한 결과, 원예는 자연에 능동적으로 참여함으로써 정서적인 안정과 행복을 느끼게 한다고 말했다. 또한 혈압을 낮추고 근육을 이완시키며 심박 속도를 늦춰 정신적·육체적으로 효과적이라고 강조했다.

원예로 자연의 피드백 반응(씨를 뿌리고 가꿈으로써 거둬들이는 작용)을 경험하면서 정신적 안정을 얻고 심장질환에 대한 저항력을 키우면 좋을 것이다.

천연 피로회복제 땅콩의 효능

불규칙한 식생활 때문에 피로하고 힘이 없을 때 10~20알 정도의 땅콩을 먹으면 활기를 되찾을 수 있다.

땅콩은 지방 50%, 단백질 30%와 비타민, 칼슘, 철분 등이 풍부한 영양식이다. 또한 필수불포화지방산인 리놀산이 함유돼 혈액 중 콜레스테롤을 저하시키고 혈관을 깨끗이 한다. 특히 땅콩에 함유된 나이아신은 인슐린을 만들어 성인병 예방에 효과적이다.

땅콩은 고칼로리 식품인 반면 뛰어난 건강식으로서, 식욕이 없거나 바빠 식사를 못할 경우 10~20알 정도의 땅콩을 먹으면 식사 한 끼의 칼로리를 얻을 수 있다. 또한 피로하고 어지러울 때도 간식으로 먹으면 피로가 풀리고 활력을 얻을 수 있다.

그러나 한꺼번에 너무 많이 먹거나 소금을 묻힌 안주용 땅콩을 먹으면 오히려 변비나 당뇨병에 걸릴 위험이 있으니 주의해야 한다.

히포크라테스의 온찜질

예부터 온찜질은 낫기 힘든 상처를 치료하는 데 특효약이었다.

현재는 항생제가 그 역할을 대신하고 있으나 항생제를 주사한 후 온찜질을 하면 치료효과가 더욱 증가한다.

미국 샌프란시스코 캘리포니아 대학 연구진은 8명의 환자에게 항생제를 주사한 후 몹시 뜨거운 물수건을 올려놓고 상처의 호전상황을 관찰했다. 그 결과 항생제만을 주사했을 때보다 혈관을 흐르던 산소가 피부로 흡수되는 속도가 빨라져 항생제 효과가 증가된 것을 발견했다.

산소는 상처의 박테리아를 죽이는 백혈구의 기능을 높일 뿐 아니라 콜라겐의 역할을 도와 상처 치료에 도움을 준다. 온찜질한 부위의 산소 흐름이 증가해 박테리아 활동이 멎으려면 45분 정도가 적당하다.

의학의 아버지 히포크라테스는 온찜질이 감염을 방지해 상처 치료를 돕는다고 역설했다. 이처럼 효과적인 온찜질과 항생제를 함께 사용한다면 치료는 보다 빨라질 것이다.

춘곤증 예방법

날씨가 따뜻해지면 신진대사가 왕성해지고 비타민 B1의 소비가 증가돼 신체활동이 활발해진다. 따라서 식욕이 없어지고 우울하며 졸음이 자주 오는 춘곤증이 생긴다. 이것을 예방하려면,

첫째, 흰 쌀밥보다는 보리나 콩·팥을 넣은 잡곡밥이나 현미밥을 먹어 칼로리·단백질·지방을 보충하는 것이 좋다.

둘째, 비타민 C의 공급을 위해 신선한 봄야채를 먹어야 한다. 월동 김 치는 비타민 C가 파괴되고 없으므로 쑥·냉이·달래·쑥갓 등 봄야채를 먹 는 것이 좋다.

셋째, 고기나 생선 등의 육류로 겨울동안 약해진 몸에 영양보충을 해 야 한다.

민간요법으로는 인삼과 생강을 분말로 만들어 매일 아침 복용하면 효과적이다. 또 오미자차로 기관지를 보호하는 것이 좋다.

경제적 건강법 줄넘기

하루 5분간의 줄넘기는 한 달 만에 체력을 25% 증진시킨다. 줄넘기는 팔과 다리에 근육을 만들고 심장과 폐를 강화할 뿐 아니라 몸자세와 운 동신경을 개선하는 복합적인 운동이기 때문이다. 5분간 줄넘기를 계속 하는 것은 400m를 전력질주 할 때와 같은 효과를 내고 1분 동안의 줄넘 기는 심박수를 150~180회로 증가시킨다.

그러나 줄넘기에도 요령이 필요하다.

① 줄넘기를 하기 전에 준비운동이 필요하다.

② 착지할 때의 충격을 막기 위해 발 끝 만으로 뛰는 방법을 익혀야 한다.

③ 너무 높이 뛰는 것은 좋지 않다. 보통 줄을 넘을 때 발바닥과 지면 은 2~3cm 정도를 유지하는 것이 좋다.

④ 줄넘기의 횟수는 젊은이는 분당 120회, 중년 이후의 남자는 100~120회, 여자는 80~100회가 적당하다.

⑤ 하루 10분 이내가 좋고, 줄넘기가 끝난 후에도 몇 분간 걷거나 제자리에서 가볍게 뛰어 몸을 풀어줘야 한다.

어디서나 줄 하나만으로 간편하게 할 수 있는 줄넘기는 조깅과 자밍의 장점만을 결합한 경제적이고 합리적인 건강비결이다.

성인병 특효약 막대기밟기 운동

발바닥의 음푹 패인 부분은 심장이나 신장, 성기능과 밀접한 관계가 있다. 따라서 맥주병이나 막대기를 밟는 운동으로 발바닥의 지압점에 자극을 주면 성인병 치료에 효과적이다. 또한 장딴지 살과 아킬레스건이 운동되기 때문에 정맥의 혈액순환이 원활해져 노폐물 제거에도 좋다.

방법은 2.5cm~3cm 정도 굵기의 막대기를 요나 방석 위에 놓고 3~5초씩 발을 번갈아가며 밟는 것인데, 이때 발바닥이 아프다면 건강에 이상이 있다는 징조다. 시간은 아침저녁으로 5분씩 하는 것이 효과적이며, 첫날은 100~300보 정도가 적당하다.

의학자들은 막대기밟기 운동은 발을 따뜻하게 하고 정력을 강화할 뿐 아니라 혈압을 낮춰 고혈압에도 효과적이라고 말한다.

암의 7대 조기경보

대한암협회에서 발표한 암의 7대 조기 경보는 다음과 같다.

① 약을 먹어도 체증이 낫지 않거나, 명치끝이 아프고 거북하여 차차 음식을 삼키기 어려워지면 위암이다.

② 월경이 아닐 때 하혈이 있고, 냉이 많아 냄새가 고약하며, 성교 후에도 출혈이 있으면 자궁암 증세다.

③ 대변을 보는 습관이 달라지거나, 피 또는 고름이 섞여 나오는 경우 대장암이다.

④ 저절로 목이 쉬고, 마른기침이 오랫동안 계속되며, 가래에 피가 섞여 나오는 경우는 폐암 또는 후두암이다.

⑤ 소변이 잘 안 나오고, 피가 섞여 나오면 방광암이다.

⑥ 피부 상처가 오래 낫지 않고, 사마귀나 반점이 갑자기 자라기 시작하는 경우는 피부암이다.

⑦ 피부 상처가 오래 낫지 않고, 사마귀나 반점이 갑자기 자라기 시작하는 경우는 피부암이다.

우리 몸의 250가지나 되는 암은 어떤 것이라도 조기에 발견하면 고칠 수 있다. 몸에 이상이 있다고 생각되면 지체하지 말고 검진을 받도록 한다.

뇌졸중을 예방하는 소식

일본 후생성 발표에 따르면, 뇌졸중 발작은 점심과 저녁식사 직후에 많이 발생하기 때문에 소식으로써 예방할 수 있다고 한다.

식사 후에는 식사 전보다 체온이 높아져 신진대사가 원활해지고 혈압이 상승해 맥박수가 증가한다. 또한 식사 후에는 위가 늘어나 다른 내장기관이 압박을 받기 때문에 과식할수록 혈압은 상승하고 내장기관의 활동은 부진해진다.

따라서 평소 고혈압인 사람은 늘 소식하는 습관을 길러 뇌졸중을 예방해야 한다.

심장에 활력을 주는 마그네슘

체내 마그네슘이 부족하면 전신통증을 유발함과 동시에 심장의 불규칙 박동을 초래한다.

체내에서 혈액을 따라 흘러 심장에 이른 마그네슘은 심장 박동을 돕는 역할을 한다. 그러나 심박 조절균육의 수축·이완작용이 불안정하기 때문에 곧 다른 곳으로 이동해버린다. 따라서 마그네슘을 많이 섭취할수록 심장 세포에 머무는 시간이 길어지게 되고 심박기능이 원활해지는 것이다. 또한 혈액 중 마그네슘 농도가 높을수록 저항력이 증가돼 심장이 강한 충격에도 견딜 수 있게 된다.

마그네슘은 우유·달걀·과일·채소·곡류에 다량 함유돼 있다.

장수를 원한다면 낮과 밤을 분명히 하라

인간에게는 멜로토닌과 세로토닌이라는 두 호르몬에 의해 조절되는 밤과 낮의 독특한 생체리듬들이 있다.

빛의 양이 많아지는 낮에는 몸의 영양소를 소비하는 세로토닌이 분비되어 신체활동을 돕고, 밤에는 영양소를 저장하는 멜로토닌이 분비돼 수면과 휴식을 돕는다. 일본의 한 실험에 의하면, 쥐를 불빛 아래서 24시간 사육한 결과 심장기능이 급속도로 악화돼 보통 쥐보다 오래 살지 못했다고 한다.

사람의 경우 마찬가지다. 밤을 꼬박 새우면 낮에 분비돼야 할 세로토닌 분비가 늘어나고 멜라토닌 분비가 줄어들기 때문에 영양소 소모가 증가돼 몸의 균형이 깨지고 노쇠현상이 촉진되는 것이다.

장수를 원한다면 생체리듬의 근원이 되는 낮과 밤을 분명히 지켜 규칙적인 생활을 하라.

고지방식, 전립선암 유발

저지방식으로 남자들에게 흔한 전립선암을 예방할 수 있다. 미국 캘리포니아주 로마 린다 대학 연구보고서는 고기·계란·치즈 등 지방을 많이 먹는 사람은 다른 사람에 비해 전립선비대증이나 전립선암 발생률이 3.6배나 높다고 발표했다. 저지방 식사를 하는 아시아와 아프리카 남성들이 유럽 남성에 비해 전립선암 발생률이 낮은 것은 바로 이것 때문이다.

웃음은 집중력을 강화시킨다

웃음은 뇌에 쾌감중추를 자극해 기분을 상쾌하게 하고 집중력을 강화시킨다. 이것은 뇌에서 분비되는 도파민이라는 각성물질 때문이다.

또한 호탕하게 몸을 움직이며 웃을 경우 횡격막이 움직이며 심장과 폐를 압박해 마사지 효과를 낸다. 따라서 피의 순환이 원활해지고, 심장과 폐가 건강해진다.

한편 어색한 분위기에서의 호탕한 웃음은 긴장을 완화시키는 작용을 한다. 일상생활에서도 타인과 대립해야 할 경우 먼저 미소를 띄운다면 팍팍한 긴장과 적의가 사라지고 보다 원만한 관계를 유지하게 될 것이다.

수영, 체중감소에 효과없다

체중을 줄이고 날씬한 몸매를 갖기 위해 수영을 하는 여성들이 많다. 그러나 미국 캘리포니아 의료원 그랜트 귀넙 박사에 의하면 수영은 심장혈 관계의 건강에는 효과적이나 체중감소엔 별 효과가 없다고 한다.

귀념 박사는 평균 67.5kg의 체중을 가진 여성을 세 그룹으로 나눠 각각 실내용 자전거타기·경보·수영 등을 매일 한 시간씩 계속하게 했다. 6개월간 실시된 이 실험결과 자전거타기는 12%, 경보는 10%이 체중감소 효과를 나타냈으나 수영의 경우 오히려 3%의 체중증가를 보였다고 한다.

또한 수영은 다른 운동에 비해 30배 이상의 체온과 에너지를 소모하기 때문에 신체가 지방 조직을 유지하려는 욕구가 높아져 식욕이 증가한다. 따라서 수영을 한 후에 많은 음식을 섭취하게 되는 것이다.

귀념 박사는 수영이 건강에 좋은 운동이긴 하지만 체중을 감소시킬 목적이라면 자전가타기와 경보를 번갈아 하는 것이 효과적이라고 강조했다.

생식요법이란 무엇인가

생식요법이란 생야채식요법을 말한다. 때로는 야채 대신에 전혀 불에 익히지 않은 현미 분말을 먹는 수도 있다. 생현미 분말을 먹을 때는 생수로만 먹어야 한다. 생수를 사용하지 않으면 변비가 되기 쉽기 때문이다.

서의학 건강법(西醫學健康法)에서는 '인간은 칼로리 영양학에 구애될 필요가 없다. 칼로리가 낮은 생야채만 먹어도 살아갈 수 있다. 뿐만 아니라 병약한 체질을 개선하여 강건한 체질로 개선할 수도 있다. 또한 회춘법도 된다. 모든 질병을 고칠 힘을 가지고 있다'고 한다.

칼로리 영양학에서는 사람은 매일 2,000칼로리 이상 섭취하지 않으면 안 되며 동물성 단백질을 매일 섭취해야 한다는 설이 의학계, 영양학계를 주름잡았다. 그러나 칼로리를 많이 취하여 당뇨병이 되거나 동물성 단백질을 너무 많이 섭취하여 동맥경화증이 됐다든지, 협심증·심장병·뇌일혈이 됐다든지 하는 성인병 환자가 날로 늘어가는 실정이다.

생야채식을 할 경우, 짓이겨서 먹는 기간은 건강한 사람은 2~3주간, 병자는 1개월 반이다. 그 후에는 생야채를 바삭바삭 씹어먹어도 좋다. 요는 생식에 위장이 익숙해지면 짓이길 필요도 없으며 바삭바삭 씹어먹어도 잘 소화된다.

생야채식을 1개월 반쯤 실행하면 체액은 중성이 되고, 변통도 좋아진다. 즉 기생충이 부화할 시간적 여유가 없을 정도로 변통이 좋아진다. 생야채식을 하면 기생충이 일지나 않을까 하고 걱정하는 경향도 많지만, 기생충의 집이 되는 장내의 숙변이 생야채식에 의하여 제거되므로 그런 걱정은 전혀 할 필요가 없다.

완전 생식요법의 기간은 체질 개선·회춘·질병 치유를 위해 한달 반(45일간)이 이상적이다. 그러나 10일, 1주간, 1일, 아니면 2일이라도 하면 그만큼의 효과는 있다.

1개월 반의 장기 생식요법을 할 경우에는 지금까지의 화식의 양을 차차 줄여서 대체로 1주일만 완전 생식에 들어간다. 생식요법이 끝나고 화식으로 이행할 때는 반대로 생식을 차차 줄이고 화식을 늘여간다. 대체로 1주간이나 10일 정도가 지난 후 보통 화식으로 하면 된다.

보통 완전 생식요법을 시작하면 처음은 체중이 줄고 설사나 변비를 한다. 그러나 이것은 일시적인 현상이다. 체온은 1℃정도 내려가 35℃정도가 된다. 추위를 몹시 느끼지만 이것도 반응이므로 조금도 걱정할 일이 아니며, 화로나 난로에 너무 접근하지 않도록 하는 것이 중요하다.

완전 생식요법은 회춘법·미용법·체질개선법으로 가장 우수한 방법이라 할 수 있다.

생식만들기

잎 부분은 잘게 썰어 짓이기고 뿌리 부분은 강판에 간 후 잘 저어서 즙을 만든다. 그것을 될 수 있는 대로 빨리 먹는다. 짓이긴 즙을 30분 이상 방치해두면 변질된다. 최근에는 생야채를 짓이기는데 여러 가지 믹서기나 즙서기가 시판되고 있지만, 믹서기는 물을 넣어서 급속도로 회전시키므로 비타민 C가 파괴되기 쉽다. 또한 즙서기는 물을 넣지 않지만 즙과 찌꺼기가 분리되어버린다. 주스만으로는 효과가 적다. 주스와 찌꺼기를 함께 하여 이상즙(泥狀汁)으로 하여 먹으면 효과적이다. 따라서 절구에 짓이기는 것이 가장 좋다.

당근을 무와 함께 갈면, 당근에 들어 있는 아스코르비나아제라는 효소(오이에도 들어 있다)가 무에 들어 있는 비타민 C의 산화를 촉진한다. 이 둘을 섞어서 간 것을 30분 정도 방치해두면 무의 비타민 C는 약 90%가 상실된다(즉시 먹으면 괜찮다). 이럴 땐 식초나 레몬즙을 몇 방울 떨어뜨려두면 이 효소는 작용하지 않기 때문에 괜찮다. 아스코르비나아제는 식초를 넣거나 가열하면 작용하지 않기 때문이다.

생식의 효능

① 태양광선의 에너지를 섭취한다.

생야채는 태양광선에 의하여 합성된 물질(예컨대 엽록소 등)을 많이 포함하고 있으므로 태양광선을 간접적으로 섭취하게 된다.

② 대지의 영양분을 충분히 흡수할 수 있다.

인체에서 생리상 중요한 역할을 수행하는 무기염류는 야채가 주로 땅에서 빨아들인 것이다. 한국 인삼이 효능이 있다고 하는 것도 무기염류를 풍부하게 포함하고 있기 때문이다. 그런데 야채를 요리한다든지 화식한다든지 하면 야채 속의 무기염류는 삶은 즙이나 데친 국물 속에 흘러 나가버린다(야채류 중에는 우유보다 더 많은 칼슘을 함유하고 있는 것이 많다). 시금치는 요리할 때 19.2%의 염류가 없어진다고 한다.

우리 인간은 땅 속의 무기염류를 생야채식에 의하여 비로소 이용할 수가 있다. 생야채와 생수를 먹지 않으면서 칼슘 가루 등을 아무리 많이 섭취하여도 몸에는 이용되지 않는다. 뿐만 아니라 도리어 부작용이 나타난다.

③ 손상되지 않은 비타민류를 충분히 섭취할 수 있다.

비타민 함유량이 많은 것은 야채와 과일이다. 그러나 요리할 때 비타민은 파괴되어버린다. 열에 강한 비타민 D와 E는 파괴되지 않지만 비타민 A와 B는 어느 정도 파괴되며, 비타민 C는 가장 많이 파괴된다. 비타민 C는 가열하면 과일은 50%로 줄고, 캬베츠는 1/10 도는 1/20로 줄고, 시금치는 1/40로 준다고 한다. 그러나 생식을 하면 비타민 C를 비롯하여 모든 비타민류를 섭취할 수가 있다.

④ 식염의 함유량이 적다.

식염의 함유량이 적으므로 체액의 삼투압에 작용하여 수종이나 부종을 고치며, 또한 점막의 염증을 소멸시키는 작용이 있다.

⑤ 알칼리성 식품을 섭취할 수 있다.

야채는 알칼리성 식품이며, 체액을 알칼리화 할 수 있다. 따라서 병에 잘 걸리지 않게 된다.

⑥ 단백질·지질·탄수화물을 최소한도로 제한할 수 있다.

생야채에는 비타민·효소·미네랄 등은 풍부하게 들어 있지만 단백질·지질·탄수화물 등 3대 영양소는 적다. 따라서 당뇨병·동맥경화증·신장병 등에 효과적이다.

⑦ 다량의 수분을 함유하고 있다.

⑧ 촉매작용이 강하고, 신진대사에 필수적인 효소(70~100도 이상에서는 활성을 잃는다)를 섭취할 수 있다.

⑨ 5종류 이상의 야채를 혼합 섭취하면 영양상 각 야채의 결점을 보완해준다.

⑩ 생야채식에 의하여 장 활동이 고무된다.

식물성 섬유소가 많으므로, 장을 자극함으로써 장운동이 항진되어 소화 흡수·배설 작용이 유연하게 행해진다. 따라서 상습 변비인 사람도 생식을 하면 낫는다.

⑪ 생식을 하면 세포가 새로워진다.

따라서 몸 전체가 회춘하며, 또한 체질개선이 이루어진다.

⑫ 장내에서 비타민 B군이나 비타민 K(칼슘이온치를 높이고, 또한 지혈·살균·해독 작용을 함)를 만드는 유익 세균을 배양하고 유해 세균을 억제한다.

⑬ 적게 먹어도 만복감을 얻을 수 있다.

비만한 사람이 여위려면 채식의 섬유소가 가장 효과적이다.

⑭ 글로오뮤를 부활시키고, 보수·강화하여 전신의 혈액순환을 완전하게 할 수 있다.

⑮ 여분의 콜레스테롤을 흡착 배설하여 콜레스테롤치를 정상화한다. 따라서 동맥경화증·고혈압·심장병·신장병 등에 효과적이다.

⑯ 생야채는 유기수산의 보급원이다.

수산(蓚酸)은 야채나 야초에 풍부하게 함유되어 있지만 가열하고 삶고 달인 것은 모두 무기수산(죽은 수산)이 되며, 이것이 체내에서 칼슘과 결합하여 수산 석회가 되어 그 결과 신체는 칼슘 부족상태에 빠져 골의 분해까지 일으키는 중대한 장애가 나타난다. 또한 이는 결석의 원인이 된다.

이와는 반대로 생야채에 포함된 가열 안 한 수산은 유기수산(살아 있는 수산)이며, 위장·방광·요도·기관지 등에 활력을 준다. 그러므로 변통이 좋아지고 배뇨도 쾌적하게 되어 전신이 회춘한다(담도 제거된다).

그 뿐만 아니라 유기수산은 체내에서 비타민 C로 바뀐다. 특히 수산이 많이 든 시금치를 삶아서 먹을 경우에는 수산처리를 하고 나서 먹는 것이 안전하다. 처리방법은 다음과 같다.

① 끓는 물에 소금을 조금 넣는다.

② 뚜껑을 열어둔 채 그 속에 시금치를 넣어 살짝 데친다.

③ 그것을 냉수에 잠시 담구었다가 다시 들어내어서 가볍게 물기를 짜낸 다음에 먹는다.

운동부족은 피를 탁하게 한다

운동은 지금까지 개발된 어떤 약보다 좋은 항노화제(抗老化劑)이다. 최근 성인병에 의한 사망이 급증되어가고 있는 추세에 있는데, 그 원인의 대부분은 운동부족 때문이다. 따라서 운동부족이 신체에 미치는 악영향에 대한 사람들의 관심이 점점 높아져 가고 있다.

운동부족이 신체에 미치는 악영향은 다음과 같다.

① 심폐기능을 저하시키고 활동 근육에 필요한 혈액과 산소의 공급 능력을 저하시킨다. 또 혈관의 탄력성을 잃게 하고, 동맥의 내경을 좁혀 혈액 흐름을 방해하여 혈액순환 장애를 일으키게 된다.

② 운동부족은 근기능을 저하시킨다. 신체활동은 근수축에 의해서 이루어지는데, 운동부족으로 근력이 저하되면 작업능률을 떨어뜨릴 뿐만 아니라 자세가 나빠져 각종 질환을 유발한다.

③ 운동부족은 혈액의 질을 떨어뜨린다. 운동부족으로 산소가 혈액에 제대로 공급되지 않아 피가 탁해진다. 또 콜레스테롤은 동물성 지방의 일종으로 인체에 필요한 주성분의 하나이지만, 운동부족으로 혈관에 너무 많이 쌓이게 되면 동맥경화증 등 심혈 관계 질환이 발생할 확률이 높다.

④ 스트레스에 대한 저항력을 감소시킨다. 운동은 스트레스를 퇴치하는 특효약이다. 운동을 계속하면 불안과 긴장·공포 등이 사라지고 형용하기 어려운 생동감과 경쾌감을 느끼게 된다. 운동을 해보지 않은 사람은 이런 감정을 도저히 느낄 수 없을 것이다.

⑤ 운동부족은 비만을 가중화하여 긴급사태에 대처하는 민첩성을 떨어뜨린다. 위에서 말한 것처럼 규칙적으로 운동을 하지 않는 사람은 심장질환·고혈압·뇌졸중·비만증·당뇨병·요통 등 이른바 운동부족으로 일어나는 각종 성인병에 걸릴 위험도가 높다. 때문에 운동부족은 현대인이 시급하게 극복·대처해야 할 과제 중 하나이다.

운동의 활성화는 인간의 근원적인 욕망을 충족시켜주는 하나의 무기라 해도 과언이 아니다. 운동이야말로 인생의 황금기를 보다 지속시켜주고 생명 그 자체에 싱싱한 활력을 불어넣어 오래도록 인생의 젊음을 간직하게 한다. 그러나 지나치게 과도한 운동은 운동부족만큼이나 인체에 해롭다는 것을 또한 알아야 할 것이다.

감기 치료를 위한 민간요법

1) 보온과 휴식 그리고 비타민 C를 충분히 섭취하라

감기기가 있을 때는 땀을 내면서 비타민 C가 풍부한 감잎차나 녹즙(푸른잎야채) 등을 마시고 하루 이틀 푹 쉬면서 안정하면 감기기는 완전히 사라진다. 야채즙을 만들 때는 전기믹서로 만들면 그 열로 비타민 C가 파괴되므로 절구에 찧거나 강판으로 갈아 만드는 것이 좋다. 그리고 발한(發汗) 후에는 수분과 염분을 보충해야 하므로 녹즙이나 감잎차를 마시면 일거양득이 된다.

2) 파·생강·무즙 요법

① 파(한국생파) 4~5뿌리 ② 생강 2~3개 ③ 무 하나를 강판에 갈거나 절구에 찧어 즙으로 만든 후 양질의 식초를 몇 방울 타서 먹는다. 가능하면 짜지 말고 찌꺼기와 함께 먹는다.

3) 표고버섯즙

열이 38℃ 정도 되는 감기 초기에는 표고버섯 5~6개를 물 5홉과 함께 분량이 절반 정도까지 되도록 달여서 2~3회 나눠 복용하면 열이 내린다. 그래도 효과가 없으면 상기(上記)한 파·생강·무즙까지 먹고 땀을 내면서 푹 자고 나면 낫는다.

4) 족탕법(足湯法)

감기는 한증탕으로 땀을 내고 야채즙이나 김치 등을 적정량 먹으면 된다. 그러나 사람에 따라서는 오히려 목욕으로 감기가 악화되는 경우가 있는데, 이땐 족탕법이 효과적이다.

<요령>

큰 대야 2개를 준비하고 한쪽에는 42℃ 내외의 온수를, 또 한쪽에는 15℃의 냉수를 붓고 두 발(발목 이하)를 먼저 온수에 1분간 담그고 다음에는 냉수에 1분, 이렇게 차례로 온수 3회, 냉수 3회 정도로 마치되, 반드시 온수에서 시작해 냉수로 마친다. 이때 주의할 점은 물을 바꿀 땐 반드시 수건으로 물기를 닦을 것, 온수의 온도가 내릴 때에는 물을 끓여놓았다가 조금씩 부어 온도를 유지할 것 등이다.

5) 감기와 영양

흔히 감기에 걸리면 식욕이 없음에도 불구하고 고기나 계란 등을 억지로 먹는 사람이 많은데, 이는 감기를 더 악화시키는 결과가 된다. 억지로 음식을 많이 먹으면 병을 치유하기 위한 기능(힘)이 소화에 집중돼 자연치유력은 더 약화된다. 따라서 기름기가 많은 돼지고기·닭고기 등은 금하는 것이 좋다. 가능하면 감기기간에는 소화흡수가 용이한 깨미음이나 잣죽 등의 유동음식이 좋고, 부식은 김치나 데친 야채 등이 좋다.

여자가 남자보다 장수하는 이유

여자가 남자보다 오래 사는 원인을 한번 살펴보기로 한다.

첫째, 남성은 사회생활을 해나가는 데 있어서 처세상 여러 사람과의 시비가 많아 신경쓰이는 데가 몹시 많다. 그러나 여자는 대개 가정이라는 테두리 안에서 남편과 자식들만을 위해서 신경을 쓴다.

둘째는 성문제로서, 남성은 성욕에 있어서 적극적이지만 여성은 소극적이다. 따라서 남성에게는 성생활의 부담이 크고 소모도 많은데 비해 여성은 적다.

셋째, 남성은 대개 밖에서 일하게 되므로 육체적 소모가 심해서 단백질을 많이 섭취하는 데 비해 여성은 집안살림을 하는 까닭에 돈에 대해서 인색한 나머지 조식(粗食)을 한다. 그 조식이 오히려 건강에는 유리한 것이다.

마지막으로 남성은 여성에 비해 육체적인 노고가 많다.

이렇게 여러 가지 면에서 남성이 육체적·정신적으로 노고가 많고 소모가 크기 때문에 여성에 비하여 단명한다.

중년기의 건강법

1) 40세 이후의 건강법

40세 이후의 건강을 다스리는 요체는 다음과 같다.

① 환절기에는 조심하되, 특히 추위를 피할 것. 더위 먹는 것과 감기는 가장 위험하다. 목욕을 자주하여 피부를 정결하게 가지는 것도 중요하다.

② 좋아하는 것은 무엇이든지 먹도록 한다. 다만 식량(食量)의 8할 정도에서 멈출 것, 그리고 가능한 수분을 취한다.

③ 매일 한 번씩은 배설할 것. 변비를 고치는 데는 과실과 야채를 먹는 것이 좋다. 또한 강한 설사약은 쓰지 말고, 완하제(緩下劑) 칼루스천염·유산마그네시아 등이 좋다.

④ 자기의 페이스에 맞추어서 할 것. 골프 같은 것도 남과 경쟁하여 무리하지 말 것. 뒤에 피로가 남는 것(과로)은 좋지 않다.

⑤ 원기있게 일에 열심할 것. 혈압이나 다른 병에 대해 과신경을 쓰지 않는 것이 좋다. 취미·오락·기분전환을 가질 것.

2) 40대 이후의 희열과 번뇌

우리 생활 주변에서 보면, 40대나 50대가 되면 스스로 노인의 지위를 가지려고 인생의 노쇠감을 의식적으로 자각하면서 자탄과 슬픔과 허무를 탄식하는 경향이 많다. 그러나 40대 50대는 현대의학이 강조하고 있는 바와 같이 왕성한 활동기이고 수확기이며 인생의 즐거운 최고봉이다.

3) 중년기의 질병

40세가 지난 후에 일어나기 쉬운 가장 무서운 병으로는 뇌일혈과 암을 들 수 있다.

현재 혈압이 180~200의 고혈압 환자가 늘고 있고, 따라서 뇌일혈 환자가 증가일로에 있다. 혈압이 200이상인 사람도 별로 고통을 느끼지 않고 지내는 사람이 있는 반면 150정도에서 뇌일혈을 일으키는 사람도 있다. 뇌일혈은 혈압뿐만 아니라 혈관벽의 병변이 더 큰 원인이 된다.

혈압을 오르게 하는 원인으로는 과로·심로(心勞)·변비·폭식·과도한 성교·신장염·매독·과도한 지방식(脂肪食)·과도한 음주·흡연 등을 들 수 있다.

암은 40~50대에 흔히 볼 수 있는 질병으로서, 조기에 발견하여 치료하는 것이 가장 좋은 방법이다. 이 시기에는 일반적으로 병에 대한 저항력이나 회복력이 약하기 때문에 조금만 부스럼이 나더라도 젊었을 때와는 달리 치유되는 속도가 아주 느리다. 그러므로 중년기가 되면 사소한 신체적 이상에도 항상 관심을 가지고 의사의 지도 아래 몸을 돌보아야 한다.

4) 중년기의 건강식사법

노화방지를 위하여 가장 중요한 것은 식사법이다. 균형있는 식사, 즉 다량의 단백질과 소량의 지방류·콜레스테롤·신선한 야채와 과일·적당량의 비타민 미네랄·아미노산 등을 골고루 섭취해야한다.

60세 이상 되는 사람의 75%는 여러 가지의 영양소가 결핍되어 있다고 한다. 함수탄소나 콜레스테롤도 중요한 영양소이지만 때로는 부족한 경우가 많다. 칼슘·철분·단백질 등의 결핍도 흔히 볼 수 있다. 그중에서도 단백질 결핍은 신체에 중대한 지장을 준다. 즉 소화불량·간장기능 장애 등 기타 여러 가지 질병-간장의 혈액장애·강견변증·위궤양 등은 단백질의 결핍으로 올 때가 많다.

중년기 이후에는 항상 과식을 피해야 하는데, 특히 함수탄소의 과식을 피해야 한다. 과도한 함수탄소의 섭취는 혈액을 산성화시키며 당뇨병이 되기 쉽다. 그리고 비타민 결핍이 생기며 몸이 무겁고 심장기능이 저하되면서 노쇠가 더욱 촉진되기 쉽다.

5) 중년기의 노화방지제

나이도 지긋하고 돈도 있는 일부 40~50대에는 매일같이 집을 비우고는 마음껏 마시고 먹고 미녀를 끌어안고 마작이나 노름에 몰두하며 과로한 흡연·수면부족으로 몸을 파멸시키고 있다.

그리하여 자기가 뿌린 가정불화의 씨 때문에 마음은 더욱 초조하고 불안해져 더더욱 자신을 향락의 구렁텅이로 몰아넣게 된다. 몸은 비계덩어리가 되고, 심장은 비대해지고, 근육에는 힘이 없고, 관절은 원활하지 못하며, 내장은 미식 때문에 피로에 지치고, 동맥은 경화되고, 혈압은 높아지며, 눈은 쾡하게 흐려지고, 얼굴은 하마처럼 생기가 없다.

이래서는 안 되겠다고 정신을 차리고 당황하여 호르몬제며 노화방지제를 마구 쓴다. 그래놓고는 자못 안심을 한다. 그리고는 또 마시고 먹고 한다. 노화의 원인은 바로 이와 같은 무절제한 생활에 있는 것이다. 호르몬제나 노화방지제가 무슨 소용이 있다는 것일까?

노화방지에 20대나 30대부터, 즉 젊을 때부터 하루하루 절제있고 절도있는 생활을 하는 것이 바로 최선의 약이다.

갱년기의 건강법

40세부터 50세에 걸쳐 여자의 성선의 기능이 정지됨으로써 이른바 갱년기에 들어가게 되는데, 남자에 있어서는 50을 지나 60세가 되어도 대부분은 성능력을 계속 가지며, 이른바 갱년기는 없다고도 한다.

그러면 남자에게 있어서 성선은 50세를 지나 60~70세가 되어도 장년

때와 마찬가지로 왕성하느냐 하면 사실은 그렇지 않다. 남성도 여성의 경우와 마찬가지로 40대에서 50대에 걸쳐서 성선의 기능은 대폭 줄어들기 시작한다.

1) 남자의 갱년기

남성에 있어서는 40~50대에 접어들면 여러 가지의 초로(初老) 증세가 나타나게 된다. 즉 신체적으로는 시력이 약해지고 백발이 늘어가며, 때로는 신경통·견비통·요통 등이 일어나고, 왕성하던 식욕도 다소 떨어지며, 자기반성을 하는 기회가 많아지고, 사물의 판단에도 신중을 기하게 된다.

2) 여자의 갱년기

여자의 갱년기 장애는 월경의 폐지 후에 일어나는데, 그 원인은 난소의 작용이 정지되었음에도 불구하고 난소의 작용을 촉구하는 뇌하수체 호르몬이 일시적으로 과잉상태에 빠지게 되므로 이 균형의 부조화에서 여러 가지 장애가 일어나기 때문이다.

그러나 이러한 갱년기 장애는 사람에 따라서 그 경중(輕重)의 정도가 다르다. 치료를 받아야 할 만큼 심한 사람은 대체로 15% 정도에 불과하다고 한다. 그러므로 갱년기 극복은 무엇보다도 건전한 정신 위생이 중요하며, 소위 정신요법이 가장 효과적인 방법이다.

3) 갱년기의 성욕

남성이 수술하여 고환을 잃으면 아이를 만드는 능력은 없어진다는 사실을 의심하는 사람은 없다. 이와 마찬가지로 갱년기가 되어서 난소의 기능이 없어진 여성이 불임이 된다는 것도 누구나 다 아는 사실이다.

그러나 이와 같은 남성이나 여성이라 해서 모든 성적 쾌락을 잃는 것은 아니다. 앞에서도 누누이 지적했듯이 갱년기의 성욕 역시 정신적인 자세에 있는 것이다. 건강한 정신 위생, 이것이야말로 갱년기의 성욕을 지켜주는 믿음직한 파수병이다.

호르몬 이용법

최근 미국의 한 부인과 의사는 성호르몬을 공급하는 데는 가능한 한 아직 노화의 징후가 있기 전부터 소량씩 공급하는 것이 더 효과적이며, 그것은 노쇠를 방지할 뿐만 아니라 수명을 연장하는 데 크게 도움이 된다는 보고를 하여 일대 센세이션을 불러일으킨 적이 있다.

그런데 성호르몬을 과잉공급하면 좋지 않다는 것은 이미 통설로 되어 있는 듯하다.

가령 남성 호르몬을 남자에게 다량으로 주사하면 한동안은 효과가 있어도 얼마 안 있으면 갑자기 쇠하게 되어 증량(增量)하지 않으면 안 된다고 한다. 이것은 주사한 호르몬이 고환의 호르몬 분비를 누르고 그 기능을 약화시키기 때문이다.

그러나 이것은 과잉했을 경우인데, 주사량을 낮추고 그 대신 횟수를 많이 하도록 하는 것이 필요하다. 혹시 습관성이 되지나 않을까 하고 염려하는 사람이 있지만 그와는 반대로 소량씩 꾸준히 주사하면 큰 효과를 거둘 수 있다고 한다.

단 주의할 점은 호르몬은 날카로운 메스와도 같은 것이기 때문에 전문가가 아닌 사람이 쓰는 것은 위험하다는 점이다. 반드시 의사의 손을 빌도록 하는 것이 안전하다.

노쇠를 방지하는 적당한 운동

노쇠를 방지하려면 적당한 운동을 해야 한다. 운동시에는 조직내 유산(乳酸)이 많이 발생하는데, 세포 내의 불용성 칼슘분은 이 유산에 의해 용해되어 세포 밖으로 배설되고, 또 중간 신진대사물은 신경을 자극하여 국소(局所)에 충혈을 일으키는 관계로 충분한 영양과 적당한 운동은 조직과 세포의 비대(肥大)를 초래하는 것이다.

그와 반대로 조직이 전혀 활동을 하지 않으면 위축된다. 예컨대 비활동성 근위축과 같은 것이다.

채식은 장수의 지름길

동서고금을 막론하고 세계적인 장수 연구가들은 한결같이 채식이 육식보다 건강하고 장수하는데 좋다고 주장해 왔다.

세계적인 수영선수인 머레이 로즈(Murary Rose)는 유명한 채식 주의자이다. 호주의 자연건강협회가 그의 식사에 대해 질문한 것이 잡지에 실린 바 있다. 이를 소개하면 다음과 같다.

아침에는 과일주스·땅콩·요구르트 혹은 식물성 단백질, 점심은 야채 샐러드·토스트·식물성 단백질(콩), 저녁은 야채 샐러드인데 식후의 디저트는 꿀·참깨 등으로 고기는 일체 먹지 않고 있으며, "채식은 나에게 스태미나를 주었다"고 말하고 있다.

발명왕 에디슨이 81회째 맞는 생일 때 기자들에게 "내가 연구에 몰두하여 1주일이나 불면 불휴를 견뎌 낸 것은 채식을 해온 덕분"이라고 했다. 에디슨은 84세까지 살았으니 그 역시 장수를 누린 셈이다.

2. 장수를 저해하는 요인

성인 및 노인병의 예방과 치료

성인 및 노인병에 관상 동맥 질환·심부전·심근경색증·협심증·여러 가지 부정맥 등의 동맥경화증이 원인이 되어 생기는 병과 중년 이후 노인에게 많은 당뇨병·간경변증·위암·간암 등이 있다.

동맥경화증은 비만한 사람이나 높은 칼로리의 식사를 하는 사람에게 많이 온다. 그러나 그 외의 사람에게도 올 수 있다. 또 혈액 속에 콜레스테롤이 많이 있을 때도 생기기 쉬우므로 지방식(脂肪食)을 제한해야 한다.

당뇨병은 노인에게 많은데, 정신과로나 기름진 음식을 많이 먹거나 과음 그리고 불규칙적인 생활 등으로 생기는 병이다.

중증(重症)이면 몸이 파리해지고 근육이나 피부의 탄력이 없어지며 권태감이 심해지고 갈증이 생긴다. 오줌에 당(糖)이 섞여 나오는 것이 특징이며, 성욕의 감퇴 및 폐경기가 지난 여자에게는 음부 소양증(음부가 가려운 것) 등이 있다. 이러한 증세가 있을 때는 소변검사를 해서 외과 수술과 약물치료 및 식이요법 등으로 치료해야 한다.

또 간경변증은 술을 마시는 사람에게 많다. 술은 간장에 나쁜 것이기 때문이다. 독한 술을 많이 마신다는 것은 좋지 않다. 소주나 위스키 또는 진 같은 것을 매일 마시게 되면 간경변증에 걸릴 가능성이 많아지며 또 어떤 경우에는 황달이 생기는 수도 있다.

위암은 암 가운데 가장 많은 것으로서, 암 전체의 약 반수를 차지하고 있다. 단 여자는 남자보다 위암이 적은 반면 자궁암에 걸리기 쉽다.

위암은 특히 고령자에 많다. 40~60세가 전체의 7할을 차지하고 있다. 위암이 생기는 원인은 아직도 밝혀지지 않고 있지만, 술이 위암과 깊은 관계가 있는 것만은 확실한 듯하다.

이상과 같은 여러 병들의 원인을 잘 알아서 병이 생기지 않도록 예방하고 또 생긴 병은 빨리 치료함으로써 건강을 되찾아야 할 것이다.

성인병을 예방하는 솔잎

1) 솔잎은 장수식품

소나무는 우리 주위에서 흔히 볼 수 있는 식물로서 여러 품종이 있으며, 모양은 각기 다르나 기본형은 매우 비슷하다.

솔잎의 성분에 대한 기록은 매우 많다. 중국의 신농씨(神農氏)는 소나무를 '상약(上藥)'이라고 기록하였고, 우리나라에서는 '구황식물'로 기록되어 있다. 또한 미국의 의약식물 책에도 그 약효를 인정한 많은 연구와 기록이 있다.

소나무는 예부터 송수천년(松壽千年)이라 하여 장수의 상징으로 여겨져 왔다. 또한 솔잎은 선인식(仙人食)이라 하여 오래 살기를 원하는 사람은 솔잎을 여러 형태로 만들어 먹었는데, 최근 그 효능과 성분이 과학적으로 입증되었다.

솔잎에 함유되어 있는 유효성분은 다량의 엽록소(a, b)·단백질·조지방·인·철분·효소·당분·정유·미네랄·지용성 비타민 A·혈액정화 및 항괴혈성·비타민 C 등이다. 그 밖에 필수 아미노산이 18종이나 들어 있으며, 또한 솔잎기름에는 보르네올·카디렌 캄펜 그리고 베타-피넨 성분이 들어 있다.

소나무의 송진이 흘러가는 길을 '수지도'라고 하는데, 소나무가 겨울에는 얼지 않는 이유는 바로 이것 때문이다. 이 수지도에서 추출한 천연 올레진은 수지산 66%, 텔펜타인 25%, 불휘발성 7%, 수분 2% 등을 함유하고 있다.

2) 솔잎의 효능

무엇보다도 소나무의 매력은 솔잎에서 나오는 독특한 향기라 할 수 있다. 솔잎은 그 성분이 매우 다양하여 10g이 80cal의 열량을 낸다. 연구에 의하면 솔잎은 체내 독소를 방출할 뿐 아니라 콜레스테롤을 저하시키고, 혈액순환을 원활하게 해준다고 한다. 따라서 솔잎은 고혈압·뇌일혈·동맥경화·변비·위장병에 효과적이다.

솔잎은 그냥 씹어 먹거나(최근 이런 사람들이 많이 늘었다) 송엽주 혹은 송엽액을 만들어 마시는 것이 솔잎의 유효성분을 파괴하지 않고 체내에 흡수하는 가장 좋은 방법이다. 솔잎을 건조시켜 사용하면 유효성분이 파괴되므로 좋지 않다.

현미 수프로 된장국물을

현미 수프로 된장국물을 만드는 방법이 있다. 이것은 ① 현미를 끓일 때 다시마를 넣는다. ② 불을 끄기 3분 전(죽 끓기 시작해서 17분 경)에 조미료(가쓰오 가루:가다랭이를 짜게 바르고 쪄서 말린포)를 넣는다. ③ 그런 뒤 현미 수프에 된장을 풀면 된장국물이 된다.

그리고 위스키 등에 물을 타서 마시는 것보다는 현미 수프를 타서 마시는 것이 훨씬 건강에 좋으니 애주가들에게 권하고 싶다.

<현미와 정백미 도표>

성 분		현 미	정 백 미
수 분		15.5g	15.5g
단 백 질		7.4g	6.8g
지 질		3.0g	1.3g
탄 수 화 물	당 질	71.8g	75.5g
	섬 유	1.0g	0.3g
칼 슘		10g	6mg
인		300g	140mg
철		1.1g	0.5mg
나 트 륨		2mg	2mg
칼 륨		250mg	110mg
비 타 민 B1		0.54mg	0.12mg
비 타 민 B2		0.06mg	0.03mg
비 타 민 E		10.0mg	1.0mg
회 분		1.3g	0.6g
에 네 르 기		351keal	356keal

<현미 수프 100cc의 성분>

수 분	99.5g
탄 수 화 물	0.3g
단 백 질	0.1g
회 분	0.1g
비 타 민 B1	0.02mg
비 타 민 B2	0.01mg
비 타 민 E	14.8mg
에 네 르 기	2keal

주) 북해도 약제사회 공중위생검사센터의 분석결과

148

현미 수프는 요통·변비·숙취·성기능 회복 등에 효험이 큰 것에 비해, 그것을 만드는 방법은 매우 간단하다. 30분이면 된다. 봄부터 여름철이 되면 자칫 몸의 조화도 무너지기 쉽다. 이 현미 수프로 새로운 정력 인간이 되길 바란다.

성인병에 대한 화분(花粉)의 효능

화분이란 꽃의 수술을 말한다. 이 수술의 생명력은 자연계에서는 그 유례를 찾아볼 수 없을 만큼 상상을 초월하는 신비를 안고 있다. 성서에는 방랑하는 유태인들이 40년 동안 물과 만나 화분만 먹었어도 완벽한 건강을 유지했다는 기록이 있다. 화분은 그만큼 생명유지에 필요한 생체인자와 필수영양을 고루 갖추고 있다. 정력·끈기를 뜻하는 스태미나의 어원이 라틴어 꽃수술(Stamen:스태멘)의 복수형인 것만 보더라도 화분은 에너지의 공급원인 것을 알 수 있다.

화분의 영양효과는 신진대사기능을 정상화시켜 강장·강정작용·체력 증강·피부미용에 적용될 뿐 아니라 질병과 노화를 촉진하는 산성체질을 건강체질로 개선해주는 역할도 한다. 이외에도 체력이 떨어진 사람들이 화분을 복용하면 단시일 내에 체력을 회복할 수 있다고 화분 전문가들은 주장한다.

최신의 생화학연구는 화분을 질병치료에도 이용하여 그 효능을 입증하고 있다. 특히 고혈압·동맥경화·심장병·당뇨 등의 성인병, 갱년기 장애에 의한 성기능 무력환자, 만성전립선염, 암 예방 등에 이용한 임상결과가 보고되고 있다.

성인병에 대한 루틴의 역할

오늘날 증가일로에 있는 성인병을 살펴보면 고혈압·뇌졸증·동맥경화·심장병·당뇨 등 주로 순환기계 질환이 주종을 이루고 있다.

이러한 성인병의 원인은 곡·채소류의 식생활보다 동물성 지방의 섭취량이 급격히 증가한 데서 고지혈증이 가장 위험인자로 대두되고 있다. 따라서 혈중 콜레스테롤의 함량이 높아지고, 혈관 내벽의 지방 침착과 혈관 내강이 좁아져 원활한 혈액순환이 이루어지지 않는 혈관장애가 급격히 늘어나고 있는 실정이다.

화분이 성인병 예방식품으로 주목을 끌게 된 것은 화분에 함유된 루틴의 역할 때문이다. 루틴은 모세혈관의 저항력을 높여주며 혈관이 튼튼하게 할 뿐만 아니라 심장 수축력을 강화하여 심장을 피로와 흥분에서 보호한다. 또 피로회복 효과나 지능활동에도 기여하며, 뇌출혈시나 심장질환에도 유효한 성분을 지니고 있다.

껍질이 제거되지 않은 화분은 유해식품이 될 수도

화분을 섭취할 때 가장 유의해야 할 점은 반드시 껍질이 제거된 화분이어야 한다는 점이다. 화분의 껍질은 단단한 스포로폴레닌이란 유기물로 되어 있어 인체의 소화액은 물론 강한 산이나 알칼리(금을 녹이는 왕수나 유리를 녹이는 불화수소에도 녹지 않음)에도 녹지 않은 특성이 있다.

또한 껍질을 제거하지 않으면 내용물이 용출되지 않을 뿐 아니라 껍질에는 알레르기 독소까지 있어서 사람에 따라서는 유해식품이 될 수도 있다.

그러므로 반드시 껍질을 제거하고 미생물학적 발효공정을 거쳐야만 화분의 효과를 기대할 수 있다.

위장병(위염)에 대하여

1) 위염(胃炎)이란

위염은 급성과 만성이 있다. 급성은 단순성과 중독성으로 나눠지는데 부패한 음식물을 먹거나 과음·과식 등에 의한 위염은 급성 단순성에 속한다. 그 증세는 위부(胃部)의 압박감·충만감·트림·토기·구토·위통 등이다. 심하면 입이 마르고 혀가 까칠까칠하며 백태가 낀다. 또한 입에서 냄새가 나고 변비가 생기는데, 이는 대장염을 일으킬 수도 있다.

중독성은 앞서 말한 증상 외에도 입 안이 헐고 피를 토하며 대변에 피가 섞여 나온다. 약물중독이 심한 상태에선 위출혈·궤양·천공으로 응급을 요하는 경우가 많다. 물고기를 먹거나 육류·버섯·수은(水銀)·부패된 음식물을 잘못 섭취하여 중독되었을 때는 병원을 찾아가 구급조치를 하지 않으면 생명이 위험하다.

식사의 불섭생(不攝生)이 원인이 되어 발병하는 만성위염은 급성증과 같은 증상이 나타난다. 위가 부풀어 오른 부분에 가벼운 압통이 생겨서 가슴이 타는 듯하고, 트림이 나오며, 피로와 권태감이 일어나는 등 급성 단순성 위염 상태가 된다. 자극성이 강한 음식물의 과식과 과음·과도한 흡연·콧병으로 인한 질환에 따른 증상·만성열병 등이 원인이 되는 위염은 그 증상이 일정할 수 없으나 대부분 같은 경우가 많다. 중독성인 경우를 제외하고는 발열(發熱)되는 일이 적지만 단순성일 때 발열하는 수도 있다.

이 병에 걸리면 치료도 중요하지만 우선 식사에 세심한 주의가 필요하다. 또한 위궤양으로 번지기 전 초기에 서둘러 치료해야 된다. 급성일 때는 탕약(湯藥)을 복용해야 하며, 만성인 경우는 환약(丸藥)을 장기간 복용해야 한다.

2) 한약처방

위통·압박통·구토·구취·설태(舌苔)·식욕부진 등의 증세에 식후에 150cc 가량의 황연(黃蓮)을 마시면 주효하다.

특히 위통은 가볍지만 식욕부진·토기·구토·하리·트림·아랫배가 아프고 꾸룩꾸룩 소리가 나는 사람에겐 황연과 생강을 50g씩 섞어 물 1000cc를 끓인 다음 하루 세 번에 걸쳐 100cc 정도씩 마시면 치료에 효능이 있다.

위문부 피로와 저항·토기와 구토·변비·혀의 갈색 건태(乾苔)·원기부족·복통·위장기능 쇠약·노인과 소아의 하체가 피로할 경우는 대황(大黃)을 막걸리에 담가 찜통에 찐 다음 말렸다 다시 찜통에 7번 정도 찐 후 가루로 만들어 4~5g 가량 식후에 복용하면 명약이 된다.

3) 침구요법

침구요법은 급성증과 만성증에 모두 적용된다. 급성은 위가 땡기며 아프고 토기(吐氣)를 일으키거나 구토를 하는 증상으로, 열이 날 때는 이내정(裏內庭)이란 혈(穴)을 선택하여 뜸을 뜨면 효력이 크다. 때론 위 속에 간직된 음식물을 토해 냄으로 상쾌함을 맛보게 되는데, 자극성이 강한 맵고 짠 음식은 피하고 보드랍고 소화가 잘되는 음식을 먹어야 한다.

그리고 만성일 때는 열은 없고 위의 정체감이 강하며 가슴이 타는 듯하거나 신트림이 나오고 식욕이 없는데, 이 경우도 30~50장의 뜸을 뜨면 효력이 크다.

4) 민간요법

현재 우리나라에선 깽깽이풀[朝黃蓮]이 민간요법으로 이용되고 있다. 이 요법은 깽깽이풀 뿌리를 끓인 물 0.5g 가량 하루 분으로 해서 하루

1000cc를 넣고 15g으로 줄여 달인 다음 마시는 방법이다. 이 경우도 식후 하루 세 번씩 마시면 된다.

5) 금란침요법

금란침요법은 한약물에서 엑기스를 추출해 침자리에 주입하는 방법이다. 허약체질은 녹용 엑기스를 내서 견정혈(肩井穴)에 주입하고, 급성위염에는 생지황(生地黃)의 엑기스를 혼합해서 주입하면 효험이 있다. 만성위염의 경우 3~4차례 정도의 시술로 특효를 볼 수 있으며, 디스크나 요통의 경우도 효과적이다.

6) 위장염

위장염 증상은 대부분 소화불량과 식욕부진인데, 헛배가 부르거나 배가 아프고 하혈하는 경우도 있다.

정신적으로 과로하거나 불쾌한 일이 생겼을 때도 소화가 잘 안되고 복통 현상이 일어난다. 만약 기분을 안정시키지 못하거나 음식물에 주의하지 않고, 또한 찬 음식을 먹으면 이 증상을 치료하기는 대단히 힘들다. 이제 여기에 해당하는 민간 식이요법을 소개한다(소장이나 직장에서도 적용될 수 있다).

① 매일 식사 때마다 마늘을 된장에 찍어 먹으면 좋다. 큰 것은 3~5쪽, 작은 것은 5~9쪽이면 된다. 그러나 위 및 십이지장궤양증이 있는 사람에게는 이롭지 못하다. 그리고 눈을 상할 염려가 있으므로 한 번에 많이 먹어서는 안 된다. 마늘을 먹고 김 한 장이나 다시마를 먹으면 입 안의 마늘 냄새는 없어진다.

② 위장병으로 하혈하는 데는 괴화(槐花:한약방에서 살 수 있다) 볶지 않은 것과 측백엽(側柏葉) 검게 볶은 것, 껍질 벗긴 살구 씨를 검게 볶아서 같은 양으로 함께 가루로 만들어 매일 3회 식전마다 먹는다. 따끈한 물

로 1돈씩 2~3일간 복용하면 효력이 난다.

③ 매일 3회씩 식전마다 구운 은행 7알씩 계속 복용하면 좋다. 또 1일 3회로 식전마다 따끈한 물에 은행가루 1돈씩을 복용해도 된다.

은행가루는 마른 은행을 볶은 후에 가루로 만든 것이다. 이 가루는 담을 제거하고 양기를 돋우며 잦은 소변·유뇨 및 조루·냉증과 땀이 많이 나는 것도 치료한다.

④ 호차 또는 녹차 한 컵에 생강즙 큰 숟가락 하나를 풀어 매일 아침 저녁 식전에 따끈하게 복용하면 매우 효력이 있다.

⑤ 위장에 응어리가 지거나 위장염·만성 맹장염, 또는 대장 하혈 및 이질에는 참외씨 100g을 누렇게 볶아서 당귀 100g, 사피(蛇皮) 볶은 것 20g 등을 함께 가루를 만들어 매일 3회 먹는다. 식사 전에 따끈한 물로 3~5g씩 장기간 복용하면 효력이 있다.

고혈압의 두 가지

고혈압 중에는 신장성 고혈압, 호르몬의 이상 분비에 의한 내분비성 고혈압과 체질적인 본태 불능성 고혈압 등이 있다. 그런데 동양인은 중풍으로 반신불수가 되는 일이 많고, 구미인은 심장병으로 사망하는 사람이 많다. 이것을 우리나라의 실정에 비추어보면 동양형은 농촌형이라 할 수 있고, 구미형은 도시형이라고 할 수 있다.

구미형의 고혈압이나 심장병은 육체노동은 적고 고기와 버터·달걀 등의 음식물을 많이 먹는 데서 발생한다.

이에 비해 농촌형 고혈압, 즉 동양형 음성 고혈압은 심장 비대보다 음성인 대뇌의 혈관 파열로 인한 뇌일혈로 졸도를 일으키는 심근경색이다. 이것은 뇌연화보다도 빈도가 높다고 볼 수 있는데, 주로 음성 식품의 영양 때문이다. 백미와 흰 밀가루 식품, 동물성 지방의 편식과 술의 과음 그리고 과일의 다식 등이 그 원인이 되고 있다.

체질이 음성으로 기울어지게 되면 동양형 고혈압증을 유발하게 되고 뇌일혈로 인한 졸도를 일으키기 쉬우므로 이 점에 특히 유의해야 할 것이다.

비타민제와 위장약

비타민제라면 무작정 좋아하는 사람이 많다. 이것은 뚜렷한 근거도 없이 비타민의 다량 사용을 권하는 제약회사 측에도 책임이 있지만, 여기에 무턱대고 맞장구를 치는 사람에게도 책임이 있다.

그런데 시판되고 있는 비타민제에는 B2과 B1의 함유량이 1대 10이라는 비율로 된 것이 적지 않다. 비타민 B1과 B2는 같은 양이어야 효과적인 작용을 하는데 이런 엉터리 처방이 흔하게 된 것은 B1의 생산과다 때문이라고 지적한 학자도 있다.

이 B1과 B2의 함유비(含有比)가 밸런스를 잃으면 부린 장애(付燐障碍)를 일으키게 된다. B1을 10, B2를 1로 한 엉터리 합제(合劑)를 투여하면 B2는 활성화할 수가 없어 체내를 방황하다가 몸 밖으로 흘러서 나가버린다. 이것이 곧 부린 장애로서, 그 결과 B2의 결핍증을 일으키게 되는 것이다.

비타민제와 마찬가지로 평소에 흔히 쓰이는 것으로 위장약이 있다. 요즘 시중에서 판매되고 있는 위장약에는 대개 알칼리제[重曹]가 들어 있다. 이것이 위 속으로 들어가면 탄산가스를 발생시키는데, 이것이 위벽을 자극함으로써 한동안 부정수소를 없애준다. 바로 이런 즉효성이 당신을 기만하고 있다. 이 말이 거짓이라고 생각되면 시험삼아 지금 먹고 있는 약을 그만두고 그 대신 사이다를 한 컵 마셔보라. 똑같은 효과를 느낄 수 있을 것이다. 그 어느 쪽이나 모두 탄산가스 효과이다. 그러므로 이런 쓸데없는 위장약은 즐겨 복용할 필요가 없는 것이다.

아무래도 위에 이상이 있다고 느껴질 때에는 의사를 찾아가 의논한 다음 합리적인 약을 선택하는 것이 최선의 방법이다.

대부분 해로운 위장약

위장약 없이는 살 수 없는 것으로 착각하고 있는 사람도 허다하지만, 사실 따지고 보면 그 위장약이라는 것이 대부분 효력이 없거나 아니면 해로운 것들이다.

예컨대 가슴이 답답해졌다고 해서 위산(胃酸)을 중화시키는 알칼리제를 복용한다면 과연 효과가 있을까? 이런 환자의 위액을 채취해서 이른바 산도를 측정해보면 과산(過酸)도 있지만 이에 못지않게 저산(低酸)이나 무산(無酸)의 경우도 있다. 그러므로 효과를 보는 사람도 있겠으나 그 반대로 해를 입는 사람도 있는 것이다.

비록 오늘날의 의학이 진보되었다고는 하지만 그것은 진단학(診斷學)의 경우이고, 치료의학 분야에서는 아직도 알쏭달쏭한 경험의 집적이라 해서 결코 지나친 말이 아니다.

그러므로 중요한 것은, 매스콤을 통한 약 선전에 현혹되지 말고 개개인의 특수 증상이나 체질 등에 유의하여 자기에게 알맞은 약을 선택하는 일이다.

음주가에 많은 간장병

결핵에서 암의 시대, 그리고 지금은 간장병의 시대로 옮겨진 것 같은 느낌이 있다. 그런데 대체로 이 간장병은 여자보다는 남자 쪽에 많은 듯하다. 그것은 술을 마시기 때문이라고들 하나, 사람에 따라서는 술 자체가 원인이 되는 것이 아니라 그 안에 있는 방부제 때문이라는 설도 있다.

그러나 이것은 우리나라에서의 이야기이고, 서양에서는 음주가에게도 그다지 간장경변은 많지 않다. 이것은 술을 마시는 방법에도 관계가 있는 것이다. 음주가들 중에는 술만을 마시는 사람이 많다. 술 한잔 훌쩍 마시고는 짠 음식을 조금씩 핥으면서…… 이게 나쁘다는 것이다.

왜냐하면 간장이 술의 해독작용을 하는 데 있어서는 육류·생선·달걀 등의 식품 속에 들어 있는 메치오닌이나 코린이라는 것이 필요한데, 만일 그것이 모자라게 되면 지방이 간장으로 모여와서 침착해버린다. 그리하여 그것이 그냥 남아 있게 되면 마침내 그것이 간장경변의 원인이 되기 때문이다.

이 간장의 지방을 튕겨버리고 간장을 경변에서 지켜주는 것이 메치오닌이며 코린이다. 그래서 메치오닌이 들어 있는 약이 필요하다하여 여러 가지 간장약이 팔리게 되었다. 이 메치오닌과 코린은 육류·어류·부추·마늘 등에 다량 함유되어 있으므로 이를 안주로 많이 섭취하는 것이 좋다.

당뇨병이란?

당뇨병(糖尿病)이란 음식물을 통해 섭취한 당분(포도당)이 세포로 흡수되지 않고 혈액을 헛돌다가 오줌을 통해 흘러나오는 만성병이다.

체내의 장기(臟器)가 물질대사를 통해 힘을 얻고 활동을 하기 위해선 반드시 당분이 필요하다. 그러나 당뇨병에 걸리면 포도당이 부족해 대사작용이 활발치 못하기 때문에 몸이 쇠약해지고, 과잉된 혈당을 처리하기 위해 인슐린이 낭비돼 동맥경화나 고혈압 등 각종 합병증이 발생한다. 당뇨병은 혈당을 글리코겐으로 바꾸는 데 필요한 인슐린이라는 호르몬 부족이 원인이지만 인슐린이 왜 부족한가는 아직 분명히 규정돼 있지 않다.

그렇다면 어떤 사람이 당뇨병에 걸리기 쉬운가? 현대의학의 전문가들은 ① 유전 ② 다식(多食) ③ 비만의 세 가지로 요약한다. 발병하는 연령은 40~50대가 태반이다.

그러나 최근엔 40세 이하의 젊은층뿐 아니라 소아 당뇨병의 발병률도 눈에 띄게 증가하고 있다. 현대인은 맛좋은 음식을 쉽게 먹을 수 있는 데 반해 운동량이 부족하고 정신적 스트레스가 심한 생활을 하고 있기 때문이다.

따라서 친척 중에 당뇨병 환자가 있는 사람, 맛있는 음식을 즐기고 갑자기 살이 찌는 사람, 스트레스가 심한 사무원으로 단 것을 즐겨 찾는 사람은 반드시 혈당치나 요당검사를 받을 필요가 있다.

1) 당뇨병은 왜 발생하는가?

당분은 음식물에서 온다. 그러나 음식물을 과식해서 체내에 영양이 과잉되면 이것이 당뇨로 배설된다. 이때 췌장(膵臟:이자:호르몬 분비기관)이 정상적으로 인슐린(당분을 글리코겐으로 바꾸는 호르몬)을 분비하면 당은 오줌으로 배설되지 못하고 혈액으로 모두 흡수된다. 이때 이것을 막기 위해 췌장은 인슐린 분비를 일시적으로 중지한다. 그러면 필요없는 과잉 영양이 오줌을 통해 배설되는 것이다. 이것이 당뇨병이다.

현대의학에선 이 당뇨병을 치료하기 위해 인공적으로 인슐린을 주사한다. 이것이 당뇨의 배설을 막아 체내의 당분이 지방으로 변해 혈관과 심근(心筋)에 고이게 된다. 그 결과 조직활동에 장해가 생겨 동맥경화·고혈압·심근장해 등 각종 합병증이 발병하는 것이다.

이렇게 볼 때 인슐린의 보급에 따라 당뇨병성 혼수사(昏睡死)는 감소되었지만 동맥경화·고혈압에 의한 뇌일혈사(腦溢血死)가 증가했다는 것은 당연한 일인 것이다.

인체에 당을 증가시키고 혈관의 기능을 저하시키는 근본원인은 육식과 정백(精白) 식품의 과식이다. 육식을 하면 그 소화를 위해 많은 소화액(消化液)이 필요하다. 또 흰 쌀밥의 섭취로 혈당치가 급격히 상승하면 혈액 속의 포도당을 처리하기 위해 췌장 호르몬인 인슐린이 다량 필요하게 된다. 결국 췌장은 소화액과 호르몬을 생성·분비하느라 과로에 지쳐 제 기능을 잃게 되는 것이다. 췌장기능이 순조롭지 못하면 과혈당상태가 되어 혈액 중 남아도는 혈당이 신장을 통해 오줌을 섞여 배설된다. 이때 만일 신장이 제대로 기능을 발휘하면 과혈당이 되어도 당은 오줌으로 흘러나오지 않는다. 그러나 췌장기능이 저하될수록 신장기능도 악화돼 당뇨현상은 점점 심해져간다.

2) 당뇨병에 걸리면 어떤 증상이 나타나는가?

당뇨병의 초기증상은 기운이 없고 쉽게 피로를 느끼며 다리가 나른한 현상이다. 뿐만 아니라 일이나 오락에 흥미가 없어져 곧 싫증을 느끼고, 목이 자주 말라 물을 많이 마시며, 오줌량이 증가한다. 또 턱없이 배가 고파 과식하게 되고, 특히 단 것을 먹고 싶어진다.

당뇨병 초기에는 과식 때문에 살이 쪄 불그스레한 얼굴빛을 띠지만 병세가 악화되면 몸의 영양분이 오줌을 통해 녹아 나가므로 얼굴이 창백해지고 주름이 생긴다. 피부는 건조하고 차차 여위어간다. 전신, 특히 음부나 사타구니 등이 가려워지고 습진이 잘 생기며 후두부의 털이 난

언저리의 목덜미에 붉고 작은 부스럼이 나기 쉽다. 또 상처를 입었을 때 화농하기 쉽고 잘 낫지 않으며 손톱도 잘 갈라진다. 구내염이 자주 나타나고 이가 나빠져 충치가 생기며, 잇몸에 염증이 나거나 이가 흔들리고 잇새에 고름이 생기는 치조농루증이라는 병세가 나타난다. 또한 출혈하기 쉽게 세균에 대한 저항력이 약해져서 폐결핵 등에 걸리기 쉬우며, 눈에는 백내장이나 망막출혈이 보이고, 성불능이나 월경불순이 된다. 몸 여기저기에 신경통이 나타나고, 신경쇠약과 저혈압·뇌연화 등이 일어난다.

그러나 위의 모든 증상은 조직세포의 이상일 뿐 발열이나 통증 등의 증세는 심하지 않다. 따라서 중증이 될 때까지 본인은 의식하지 못하는 잠재성 당뇨병이 만연하고 있다.

3) 당뇨병 치료를 위한 자연식요법

당뇨병을 완전치유하기 위해서는 자연식으로의 식생활혁명이 필요하다. 당뇨병은 영양과잉이 원인이지만 단순히 영양과잉이라고 해도 사람에 따라 A는 고혈압이 되는가 하면 B는 당뇨병이 되는 등 증세의 차가 있다. 이것은 사람의 체질이 각자 다르기 때문인데, 체질이 완전히 개선하지 않으면 당뇨병은 근본적으로 치료되지 않는다. 일시적 생식이나 단식 등으로 당료가 멈췄다 하더라도 다시 보통식으로 되돌아가면 재발하는 일이 많다. 따라서 동물성 단백질 식품의 섭취를 중단하고 현미·채식 중심으로 식생활 패턴을 바꾸고 소식하는 습관을 길러야 한다.

일반적으로 병원에서는 인슐린 요법을 하고 있지만 이런 혈당강하제에 의지하는 것은 위험하다. 일시적으로 혈당치를 끌어내림으로써 오히려 생리기능을 혼란시키는 결과가 되기 때문이다.

당뇨병은 선진국에 많고 후진국에 적다고 한다. 이것은 문명이 발달함에 따라 인간의 의·식·주가 자연에서 멀어졌기 때문이다. 따라서 자연에 순응하는 식생활만이 당뇨병을 근본적으로 치료할 수 있는 길이다. 그러기 위해서는 평소 생수와 감잎차를 마시고 생야채식을 하며 냉온욕을 일상화하는 것이 중요하다. 그 외의 당뇨병 치료요법은 다음과 같다.

① 당뇨병은 척추(4, 9,11, 12번째)를 바르게 교정해 췌장과 연결되는 신경을 자극해서 정상적으로 작용하도록 하면 좋아진다.

② 당뇨병에는 순생식요법이 가장 효과적이다. 2~3주간 순생식을 계속하면 요당이 나오지 않는다. 가벼운 당뇨병일 경우에는 보리밥만의 식이요법으로도 나을 수 있다.

③ 단식요법도 좋다. 단, 여윈 사람은 피하고 살찐 사람은 2, 3일~1주간의 단식을 1, 2개월의 간격을 두고 2, 3번 되풀이하는 것이 좋다.

④ 계속해서 인슐린 주사를 맞던 사람이 갑자기 인슐린 주사를 끊으면 당뇨병성 혼수상태를 일으킬 위험이 있으므로 서서히 줄여가야 한다.

당뇨병 환자의 구체적인 식단은 다음과 같다.

<주식>

· 현미밥 : 현미 8, 검정콩 1, 팥 1의 비율로 짓는다.

· 메밀국수·메밀반죽 식품도 좋다.

· 검정 깨소금을 뿌려 먹는다.

<부식>

· 호박 : 당뇨병의 특효식품으로서, 췌장기능을 되살려 인슐린 생성을 촉진한다.

· 표고버섯·송이버섯 등의 버섯류 : 비타민 D를 공급하고 과잉당분

을 분해 처리한다.

· 부추, 파, 마늘 : 비타민 B1의 흡수를 높이고 당대사를 정상화시킨다.

· 된장 : 효모·각종 미네랄이 풍부하고 정장효과가 크며 당뇨체질을 개선한다.

· 우엉 : 우엉의 섬유질이 장의 연동운동을 촉진하고 노폐물의 배설을 원활히하며 체질을 개선한다.

· 미역·다시마 등의 해초류 : 요오드·칼슘 등 미네랄이 풍부해 신진대사를 왕성케 하여 혈당치를 내린다.

<유효식품>

당근, 아스파라거스, 양파, 강낭콩, 참나물, 옥수수, 토마토, 미나리, 시금치, 오이, 무, 상치, 매실.

<약초차>

별꽃풀[馬蹄草], 감초, 결명자를 다려 차 대신 마신다.

<야채주스>

순무잎, 파슬리, 마늘, 레몬, 사과, 당근, 샐러리, 양배추, 상치, 미나리 등을 주로 한 주스. 복숭아·멜론·두유 등을 첨가하면 맛이 좋아진다.

4) 살인 청부의 두목 당뇨병

위암이란 진단을 받으면 대부분의 사람들은 그것을 바로 사형선고로 받아들인다. 그러나 당뇨병이라면 대개의 경우 별로 대수롭지 않게 여긴다. 그러나 이것은 큰 착각이다. 당뇨병이야말로 사람 죽이기를 예사로 하는 염라대왕이다.

당뇨병은 동맥경화로 되기 쉽기 때문에 이 병에 걸린 환자가 죽을 때는 뇌졸증이나 협심증이나 뇨독증이 직접 원인이 되는 예가 많고, 또 순전한 당뇨성 혼수의 형식으로 죽는 환자의 수가 적은 탓에 이런 착각이 생긴 것이다.

그럼 당뇨병 환자를 위한 식사법 몇 가지를 소개하기로 한다.

① 1일 3식. 밥은 1회에 작은 공기로 2공기 정도. 식빵이라면 얇게 자른 것 2장 정도가 좋다.

② 체중은 여성의 경우라면 신장에 마이너스 100, 남성의 경우는 마이너스 120을 kg의 표준선으로 하여 그 상하 10% 정도가 되도록 조절한다.

③ 홍차나 커피 등에 넣는 설탕은 모두 사카린으로 대용한다.

④ 과일은 감귤류를 중심으로 하고 바나나·포도·살구·감 따위는 삼가도록 한다.

⑤ 술은 위스키·진·소주·막걸리라면 괜찮으나 맥주나 청주에는 당분이 들어 있기 때문에 마시지 않는 것이 좋다.

⑥ 권할 수 있는 식품은 우유·버터·치즈·레버·두부·쇠고기·돼지고기·닭고기·감귤·채소·기름류·식초 등이다.

간장병이란?

간장은 인체의 가장 큰 장기다. 약 20억 개의 간세포와 혈액, 그리고 담즙을 실어 나르는 담관(膽管)으로 되어 있다.

간장은 단백질·담즙색소·비타민이나 호르몬의 대사뿐만 아니라 몸속의 이물질 배설·해독·조혈(造血) 기능에도 깊이 관여하는 중요한 기관이다.

따라서 간장기능이 나빠지면 신진대사작용이 원활하게 진행되지 못하여 여러 가지 장애가 생긴다.

간장 질환에는 간염·간경변(肝經變)·간암의 3가지가 있다.

① 간염

급성과 만성이 있다. 간장 질환 중에서 발생빈도가 가장 높은 병이다. 급성간염에는 바이러스 감염에 의한 바이러스성 간염, 과음에 의한 알코올 간염, 유해물질이나 약제에 의한 중독성 간염 등이 있다. 이 가운데서 특히 곤란한 것이 바이러스성 간염으로 유행성 A형 간염, B형 간염(수혈에 의한 혈청간염), A·B형 그리고 어느 쪽도 아닌 비(非)AB형 간염이 있다.

만성간염은 급성이던 상태가 낫지 않고 지연된 것으로서 완치하려면 3년에서 10년 이상까지 걸리는 경우도 있다.

② 간경변

만성간염이 낫지 않아서 간장의 기능이 정상으로 회복되지 않은 것으로, 간기능의 종착역으로 불리는 병이다.

③ 간암

간장 자체에서 생기는 질환과 다른 장기의 암이 전이해서 생기는 질환이다. 전자는 B형 간염으로 HB 바이러스가 원인으로 간경변과도 깊은 관계가 있다.

이 밖에도 간장의 간세포에 지방이 쌓이게 되는 지방간(脂肪肝)이 있다. 간장 질환은 조기발견이 최선책이다. 시기를 놓치면 목숨을 잃는 치명상을 입게 된다.

1) 간장병의 일반적 증상

일반적으로 몸이 나른하거나 의욕이 없어진다. 이 가운데 특히 식욕이 없을 때 주의해야 한다. 황달이 나타나면 간장 질환이 분명하다. 얼굴색이 나쁘거나, 오른쪽 가슴을 누르면 응어리가 있어서 아프고, 배가 아픈 증상도 있다.

2) 간장병의 일반적 검사

소변과 혈액의 빌리루빈 검사, 혈청단백, 단백질 분량 검사, 그리고 혈액 검사를 먼저 해야 한다.

또한 황달 검사, 십이지장액 검사, X선 검사, 초음파 검사, 생체 검사도 해야 한다. 이상 여러 가지 검사 결과를 종합 판단하여 병명이 결정된다.

3) 간장병의 증상별 치료식품

① 간염

철분·비타민 A·비타민 P·비타민 K가 풍부한 식품, 즉 간·굴·레몬과 야채·해초류를 많이 섭취하라. 이들 식품은 간장기능을 강화한다.

<주식>

현미 80%, 검정콩 10%, 팥 10%의 비율로 밥을 짓는다. 수수와 현미수프, 메밀죽도 좋다.

<부식>

당근(비타민 K가 가장 많아 간장기능을 강화한다). 된장(간장기능을 높이고 해독작용을 강화한다). 다시마, 미역 등의 해초류(비타민 B2가 들어 있는 간장기능을 정상화시키며 간염을 예방한다)가 좋다.

권장할 만한 기타 식품으로는 호박, 부추, 파슬리, 샐러드채, 미나리, 무, 양배추, 시금치, 파 등이 좋다.

<약초차>

구기자, 결명자를 달여 차대신 마시면 좋다.

<야채주스>

미나리, 토마토, 파슬리, 마늘(벌꿀에 절인 것), 사과를 주로 한 주스가

좋다.

② 간경변

마그네슘이 풍부한 식품은 간경변 방지에 도움을 준다. 철, 비타민 A·C가 많이 들어 있는 식품(채소, 과일류)은 간장 장애를 회복시키는 데 좋다.

<주식>

현미 80%, 검정콩 10%, 율무 10%의 비율로 밥을 짓는다. 수수나 율무를 넣은 현미 수프도 좋다.

<부식>

된장(장의 활동과 혈액상태를 정상화시켜 체질을 개선한다). 토마토(단백성 노폐물의 배설을 촉진하고 간장기능을 회복시킨다). 콩나물(강간작용(强肝作用)을 한다). 무, 양배추, 옥수수(마그네슘이 많이 들어 있어 간경변 치료에 좋다)가 좋다.

권장할 만한 기타 식품으로는 표고버섯, 바지락, 조개, 고사리, 상추, 미나리, 호박, 부추 등이 좋다.

③ 간암

요오드, 칼슘, 비타민 K 등이 풍부한 식품(미역·우유·멸치 등의 해초, 채소류)은 신진대사를 왕성하게 하고 혈액을 깨끗이 하여 제암효과(制癌效果)를 나타낸다.

<주식>

현미 80%, 검정콩·팥 20%의 비율로 짓는다. 현미 수프, 율무죽도 좋다. 검정 깨소금을 뿌려 충분히 씹어먹는다.

<부식>

채소(쑥, 달래, 구기자, 칡 등의 식용약초를 많이 활용하면 좋다). 된장(된장에 채썬은 부추, 파, 양파를 섞어먹으면 훌륭한 정장효과를 얻을 수 있다). 당근, 우엉, 연뿌

리 등의 뿌리채소류(몸을 따뜻하게 하고 저항력을 강화한다). 강판에 갈은 무즙(위액, 장액의 분비를 정상으로 하고, 암세포의 증식을 방지한다)이 좋다.

권장할 만한 기타 식품으로는 호박, 감자, 옥수수, 미나리, 작은 생선류, 새우가 좋다.

<야채주스>

그린 아스파라거스, 당근 등을 주로 한 주스에 사과, 귤을 넣어서 함께 마시면 좋다.

간장병으로 인한 당뇨합병증과 식이요법

1) 간장병에서 왜 당뇨병이 발생하는가

간장병과 당뇨병은 서로 밀접한 관계에 있다. 간장이 손상되면 당대사 이상으로 당뇨병이 합병증으로 오는 수가 있는데 그것은 간장이 탄수화물 대사에 중추적 역할을 하기 때문이다. 한편 간장의 당대사에 관여하는 호르몬, 특히 인슐린 및 성장호르몬의 대사를 조절하는 역할을 하기도 한다.

그렇다면 어떻게 간장병에서 당뇨병이 발생하게 되는가?

그 첫째 원인은 간장병으로 인한 간실질 세포의 손상 때문에 초래되는 당대사의 장애이다.

우리가 섭취한 탄수화물은 간으로 들어가 55~60%가 글리코겐으로 저장되고 나머지는 순환 혈액으로 들어가 열량으로 쓰인다. 이렇게 간에 저장된 글리코겐은 24시간이 지나면 고갈된다.

그런데 간장이 손상되면 오히려 공복시 혈당은 정상을 나타내지만 식후에 혈당이 증가하는 고혈당 현상이 나타난다. 그 원인은 간세포 손상으로 인하여 당대사에 관여하는 인슐린의 증가가 이루어지지 않기 때문이다. 즉 고혈당에 따른 인슐린의 증가 분비가 간세포의 손상으로 인해 이루어지지 않기 때문이다.

둘째 원인은 만성간장 질환으로, 췌장에 염증이 생겨 췌장의 기능이 저하되어 인슐린 분비 장애가 일어나는 경우다.

셋째 원인은 간경변증으로 복수가 찼을 때 이뇨제를 장기간 사용하면 혈청 내 칼륨 농도 저하를 가져오는 알도스테로니즘(Aldosteronism) 현상이 나타난다.

넷째 원인은 간장병으로 간세포가 손상되면 간장에서 처리되는 인슐린이 감소하는 반면 그와 반대로 혈중 인슐린치가 높아지는데, 이런 상태가 장기간 계속되거나 혈장 유리 지방산의 양이 상승하면 인슐린에 대한 저항력이 증가되어 당뇨병이 발생하게 된다.

반대로 당뇨병에서 간경변증이 발생하는 원인으로는 간장내의 높은 혈당이 중성 지방으로 변화하여 간장에 쌓이면 지방간으로, 지방간에서 다시 간경변증으로 서서히 진행하여 나타난다.

한편 당뇨병 환자는 감염균에 대한 저항력이 약해지기 때문에 바이러스 감염에 쉽게 감염되어 간세포 손상을 일으켜 간경변증을 일으키는 수도 있다.

2) 당뇨합병증에 대한 식이요법

간질환과 당뇨병은 심한 소모성 질환으로 간장병으로 인해 당뇨합병증이 발생하면 일반 간질환 환자에 비해 두 배 이상의 비타민, 미네랄, 단백질을 공급해야 한다.

식사는 현미잡곡식을 하고 검정콩을 많이 넣어 오래 씹어 먹어야 한다. 식후에는 영양대사를 순조롭게 해주고 피로를 풀어주는 매실컴프리 1봉과 현미효소 1봉 그리고 칼슘 복합제를 섭취하면 좋다. 음식을 먹을 때는 포만감을 느낄 정도로 한꺼번에 많이 섭취하는 것은 좋지 않다. 간 기능이 손상되면 영양의 저장이나 신진대사에 장애가 오기 때문에 조금씩 자주 섭취해야 한다.

식이요법으로는 컴프리, 케일, 무청, 파슬리, 셀러리, 돌미나리, 쑥 갓, 돌나물, 냉이, 시금치 등의 푸른 야채를 배합해 생즙을 낸 후 식전 공복에 1일 3회 2천cc씩 마시면 유효하다. 이때 항염증 효과를 볼 수 있는 노루귀 1봉과 혈당조절에 효과적인 과립 1봉을 같이 섭취하면 더욱 좋다.

또한 식전, 식후 약 30분 간격으로 흰 콩을 삶아 갈아 만든 두유 150cc 에 맥주 효모와 컴프리가 배합된 효모컴프리 10g을 다시 섭취하면 치료 효과가 상승된다. 그리고 콩즙과 효모컴프리를 배합해 섭취하는 것은 식전뿐 아니라 식사중이나 식후에도 수시로 먹는 것이 효과적이다.

술이 간에 미치는 악영향

술은 예부터 '백약의 장(長)'이라 하였다. 그러므로 알맞게 마시면 혈 액순환을 촉진시켜주고 쌓인 스트레스를 풀어주는 생활의 윤활유로 활 력소가 되지만, 반면에 과음하게 되면 분화와 산화, 대사 기능 등을 맡고 있는 간(肝)에 무서운 질병을 안겨주어 생명에 큰 위험을 준다.

술이 간에 손상을 주는 과정은 이렇다. 먼저 술을 마시게 되면 대부분 소장에서 흡수된 다음 간으로 옮아간다. 이 간에서는 술을 분해하는 효 소에 의해 아세트 알데하이드로 분해된다. 아세트 알데하이드는 간세포 에 직접 독성을 일으켜 알코올성 간염을 발생시킨다.

다음 아세트 알데하이드는 초산염으로 변해 구연산 회로를 거쳐 물 과 탄산가스가 되어 체내로 배출케 된다. 이런 대사과정에서 지방질의 합성증가와 소모를 억제하여 먼저 지방간을 일으킨다. 지방간이란 지방질이 간세포에 축적된 현상을 말하는데, 지방간일 경우 술을 끊고 고단백질과 고비타민·미네랄 등을 섭취해야 회복될 수 있다. 그러나 계속 술을 마시게 되면 간염·간경화·간암으로 진행되기 마련이다.

술을 많이 마시는 사람이 다음과 같은 증세가 발생하면 즉시 의사에게 진단을 받아야 한다.

① 잇몸 출혈이 자주 있고 코피가 잘 난다.

② 몸이 조금만 부딪혀도 멍이 잘 든다.

③ 밤에 잘 때 몸이 가렵고, 일어나면 입 안이 텁텁하다.

④ 오른쪽 갈비뼈를 두들기면 그 부위에 통증이 오고 눈 흰자위에 황달이 온다.

위에 말한 경우는 초기현상인데, 더 악화되면 남자는 젖꼭지가 아프고 여자는 젖꼭지가 불어난다. 또한 배꼽 부근에 시퍼렇고 굵은 혈관이 튀어나오고 점점 배가 불러오며 다리에 무좀이 생기고 얼굴은 황달에서 흑달로 변한다.

술로 인해 발생되는 각종 질환의 90%는 단백질과 비타민, 미네랄 같은 영양결핍과 깊은 관계가 있다. 특히 간암의 발생은 영양결핍과 만성 조직의 손상에서 연유되는 B-임파구를 중심으로 한 체액 면역의 저하를 가져오고 T-임파구에 의한 세포 면역능력의 감소가 원인이 된다.

그러므로 간장 질환의 치료는 간에 적절한 영양공급을 할 때 비로소 회복할 수 있다. 그리고 간질환이 발생했을 때는 무엇보다도 식이요법을 우선해야 한다.

손상된 간을 회복시키는 식이요법

술은 7.1cal의 높은 열량을 내지만 비타민·미네랄·단백질의 함유량은 아주 적다. 이런 영양 결핍이 간손상을 일으킨다. 부족되기 쉬운 비타민으로는 엽산, B1, B2, 판톤텐산, B6, B12, 비타민 A 등이고 미네랄로는 마그네슘, 철, 아연 등이 결핍되기 쉽다.

엽산 부족은 조혈 장애를 가져오고, B1·B2는 신경 장애를 가져와 마비나 성기능 장애를 나타낸다. B1은 단백질 대사를 시키는 조효소이므로 부족될 때 복수와 부종이 생긴다. 또한 비타민 A는 면역력의 감퇴로 암발생을 촉진한다.

비타민·미네랄 공급은 야채생즙이 가장 좋다. 돌미나리, 케일 돗나물, 무청, 토마토, 컴프리와 같은 야채즙 2~3가지를 선택해 1회에 150~200cc를 식전에 공복으로 마신다. 복수나 부종일 때는 단백질과 비타민 B6가 많은 컴프리와 돌미나리를 사용하는 것이 효과적이나 컴프리 구입이 쉽지 않을 때는 건조분말로 된 컴프리로 대체해도 된다. 생즙과 함께 항염증 작용을 하는 노루귀(肝苔) 분말 4g을 복용하고, 고단백질로는 콩즙과 생선을 먹으면 좋다.

식사는 찹쌀, 검정콩, 백미, 팥, 보리 등이 좋으나 암일 경우는 율무를 많이 이용해야 한다. 염분이나 화학조미료 기타 인스턴트 식품은 피하는 것이 좋다.

고영양 식품인 쇠고기·계란·생선·두부 등은 최대한 염분을 줄여 먹어야 하고, 식후에는 술로 인해 기능이 떨어진 구연산 회로 기능을 회복하기 위해 매실·오미자·레몬 같은 유기산 식품을 섭취하도록 한다.

단백질을 많이 섭취했을 때 오는 칼슘 배설을 보충하기 위해서는 소뼈가루 같은 것을 많이 먹어야 한다. 화분 식품도 고단백질과 비타민·미네랄 등이 많이 함유돼 있으므로 1일에 10~15g씩 보충해 주고 간식으로 미꾸라지·민물장어·붕어 등을 고아서 150cc 가량 1일 2~3회 먹는 것도 좋다.

복수와 부종일 때는 오이즙이나 수박즙을 물 대신으로 마시고 복수가 빠진 다음에는 엿기름이 많은 식혜(감주)를 마시는 것이 좋다. 엿기름에는 해독효소와 소화효소가 많이 들어 있다.

특히 간암일 때 B17이 많은 살구씨 분말이나 항종양제 산두근, 율무, 와송 같은 식품을 먹으면 불치의 병으로 알려진 간암 치유에 많은 도움을 줄 것이다.

국민보건 위협하는 항생제 남용

1929년 영국의 플레밍이 푸른곰팡이에서 페니실린을 추출해냄으로써 그것이 의학에 공헌한 바는 거의 획기적이라 할 만하거니와 그 후 80년 동안 개발된 항생제의 종류만도 무려 2,000여 종이 넘어서고 있다.

항생물질은 대부분 세균의 단백질 합성을 저해함으로써 세균을 죽이는 기능을 하게 된다. 그러나 최근 항생물질에 의해 내성균(耐性菌)이 증가되고 있다. 바로 그 원인은 항생제를 남용함으로써 일어난 현상이다.

항생제의 오용이나 남용이 심각한 사회문제로 대두되고 있는 것은 항생제 생산량이 해마다 증가추세를 보이고 있기 때문이다. 그러나 새로운 항생제가 발견되었다 하더라도 초기에는 우수한 효능을 발휘하지만 얼마간의 기간이 지나면 내인성에 의하여 효능은 감소하고 만다.

그러므로 새로운 항생제의 계발도 중요하지만 항생제를 사용하는 사용자와 사회 제도를 현실화하여 국민보건이 항생제의 위협 앞에 무방비 상태로 놓이지 않도록 해야 할 것이다.

무좀 추방 작전

무좀이란 트리코피탄이라는 곰팡이가 들어 있는 일종의 피부병이다. 약으로는 유기산체·사르틸산제·유황제 등 여러 가지가 있는데, 이 모두 특효약이다. 항상 세심하게 신경을 쓰면서 치료하면 대개는 고쳐지기 마련이다. 그런데도 10년 20년씩 무좀으로 고생을 해야 하는 이유는 무엇일까?

그 첫째 이유는 매우 재발하기 쉽기 때문이다. 그 원인 중의 하나는 목욕에 있다. 사람들 가운데는 무좀에 걸린 사람이 많다. 공중 목욕탕이나 가정 목욕탕에 곰팡이 씨가 떠 있다가 이것이 모처럼 나은 발에 붙어 무좀이 재발하는 것이다. 그러므로 목욕 끝에는 발가락 언저리를 철저히 씻어내야 한다.

둘째 이유로는 치료의 타이밍을 들 수 있다. 대부분의 무좀 환자들은 6월에서 9월 사이에 걸친 무좀 악화기에 치료를 한다. 그러나 이 계절은 곰팡이의 세력이 가장 번성한 시기이기 때문에 약을 발라도 이내 피부속 깊은 곳으로 도망쳐버린다. 그러므로 표면상으로 없어진 듯 보이는 겨울철에 철저히 손을 쓰면 근치할 수 있다.

셋째는 무좀이 서식하고 있는 환경, 즉 발 자체에 있다. 발은 땀이 많이 나는 곳이기 때문에 습기가 많다. 곰팡이는 습기가 많은 곳에서 번식하기 좋아하는 생물이라는 점을 고려하여 항상 발을 건조시키도록 해야 한다.

그런데 어떤 사람은 손바닥에도 무좀이 생겼다고 말하는데, 그것은 무좀이 아닌 다른 종류의 습진이다.

3. 불로장수의 길

어떤 사람이 장수하는가?

레이먼드 파루는 영국의 직업(132종류)에 대하여 조사해본 결과 40세 이후의 노동자는 그 노동의 과격한 데 정비례하여 빨리 죽는다는 사실을 알게 되었다고 한다. 또한 40세 이전의 사람은 중노동자라도 그렇지 않으나, 40세 이후에는 육체노동자보다는 두뇌를 써서 일하는 숙련노동자가 훨씬 더 장수할 수 있다고 한다.

또 스토라 투라의 연구에 의하면 인간의 성숙은 장기의 기능에 따라 상이하다고 한다. 즉 육체적으로는 22~23세경에 완성되며, 정신적으로는 40세가 되면 대개 원숙해진다는 것이다. 그러나 지적(知的)으로 일하는 사람은 50세를 지나 60세에 달해도 발달해 나간다는 것을 알게 되었다.

아무튼 장수자를 그 직업면에서 조사해보면 문학자·과학자·대학교수·실업가·정치가·종교가 등 주로 뇌를 많이 쓰는 사람이 장수한다고 한다.

괴테는 "천재는 보통 사람이 일생에 한 번밖에 가질 수 없는 청춘을 몇 번이고 체험할 수 있다"고 말했다. 이러한 사실은 바로 괴테 자신이 체험한 일이라고 하겠다.

향상을 위하여 끊임없이 노력하는 지능적 노력가가 가질 수 있는 특권은 청춘 바로 그것이다. 지적인 일에 열중하는 자는 젊어질 수가 있기 때문이다.

건강법의 종류

현재 세상에 알려진 건강법에는 300여 가지가 있다. 이 방법을 한데 묶어서 크게 나누어보면 다음의 17종으로 요약할 수 있다.

① 근육주의(筋肉主義) : 오늘날의 학교 체육이나 자강술(自强術)이 이에 속한다.

② 골격주의(骨格主義) : 스칠 박사가 창안한 오스테오파시나 자세고정법 등이 그것이다.

③ 피부주의(皮膚主義) : 벌거벗고 생활하는 법. 일광욕·냉수욕·냉수 마찰·건포 마찰 등

④ 척수주의(脊髓主義) : 과마의 카이로프라틱·지압요법 등

⑤ 복부주의(腹部主義) : 매치니코프가 주창한 설. 단식요법·후렛챠의 저작법(咀嚼法) 등.

⑥ 세균주의(細菌主義) : 우리 주위의 세균을 박멸하면 무병(無病)한 사회가 될 수 있다는 설.

⑦ 식량주의(食養主義) : 영양을 잘 취하면 건강해진다는 설.

⑧ 호흡주의(呼吸主義) : 심호흡이나 부식호흡 등 인도 철학에서 나온 건강법.

⑨ 신경주의(神經主義) : 침구설(鍼灸說). 주로 신경의 반사운동을 이용하는 방법.

⑩ 종교주의(宗教主義) : 크리스찬 사이언스·신흥 종교의 건강설.

⑪ 정신주의(精神主義) : 암시(暗示)요법·정신요법.

⑫ 약제주의(藥劑主義) : 현대의학을 이용하는 설.

⑬ 음수주의(飲水主義) : 광천(鑛泉)을 마시면 건강해진다는 설.

⑭ 안구주의(眼球主義) : 칠 박사의 설.

⑮ 자연주의(自然主義) : 토머스 박사의 네추럴파시.

⑯ 비주의(卑主義) : 포니에 박사의 설.

⑰ 족주의(足主義) : 발이 건강의 기초가 된다는 설.

그러나 위에 든 것은 각기 너무 극단에 치우친 감이 없지 않다.

삼식주의(三食主義)와 이식주의

사람은 각자 자기의 체질에 맞는 식사법을 선택해야 한다. 구미선진국 같으면 간식(間食)을 자주 하므로 하루 일식주의(一食主義)를 취해도 무방하다.

그러나 우리나라처럼 주로 밥으로만 영양을 취하는 나라에서는 이식주의로서 필요한 영양을 충당하려면 비교적 많이 먹어야 한다. 그런데 음식을 한꺼번에 많이 먹으면 췌장 장애를 일으켜 건강에 해로울 수도 있다.

남녀 성생활의 연령적 고찰

킨제이 보고에 의하면, 대체로 사람의 성교능력은 남성은 36세경, 여성은 25세경이 최고라고 한다.

남성이나 여성 모두 40세가 넘어도 성능력은 그리 쇠퇴하지는 않는다. 40세 전에 비하면 성교의 빈도 감소 또는 성교 후에 오는 피로감에는 다소의 차이가 있을망정 성교능력의 쇠퇴는 그리 두드러지게 나타나지도 않고 또 그리 비관할 필요도 없다.

40세 이후에 오는 성능력의 저하는 노쇠현상이 아니다. 신체적 질병 내지는 질병의 잠재·과음·청장년기의 과색(過色)·입음(立淫)·수음(手淫) 그리고 고의로 음행시간을 연장하여 사정(射精)시간을 억압 또는 중단하는 교섭 등은 신경을 쇠약하게 하며 성능력을 쇠약하게 만든다.

장수는 좋은 잠자리에서

사람이 잠을 자는 자세에는 여러 가지가 있다. 몇 가지 예를 들면 양천 자세·복부 자세·우하 자세·좌하 자세 등이며, 이에 따라서 발도 큰대자형·개구리 다리형·걸친 다리형이 있고, 손(팔)은 권투형·궁술형·만세형 등이 있다.

이중에서 어떤 체위가 가장 이상적인가에 대해서는 이론이 분분한데, 요컨대 신체의 긴장을 풀고 심장의 부담을 가볍게 하며 정신적으로도 안면할 수 있는 자세로 자는 것이 가장 바람직하다. 이런 의미에서 본다면 양천 자세로 자되 얼굴은 약간 옆으로 기울이는 것이 좋은 방법이라고 할 수 있다.

반건강(半健康)이란?

우리는 1년 365일 동안 언제나 심신이 유쾌하지만은 않다. 몸이 노곤하다든가 졸린다든가 뱃속이 거북하다든가 머리가 무겁다든가 여러 가지 불쾌감을 느낄 때가 있다. 이러한 상태는 꼭 병이라고는 할 수 없지만 그렇다고 해서 건강한 상태도 아니다.

이런 때에는 꼭 병원을 찾아가지 않더라도 가만히 있으면 저절로 괜찮아지기도 한다. 이것을 소위 반건강이라고 하는데, 이런 경우 어느 한 가지라도 잡히는 게 있으면 그것은 발병(發病) 직전의 적신호인 것이다.

그러므로 그냥 내버려두면 발병할 수도 있다.

특히 장년기 이후에는 이 반건강의 시기를 놓치지 말고 그 원인을 제거함으로써 건강 상태로 되돌려놓는 것이 중요하다.

부교감신경을 마비시키는 니코틴

일본의 오사와[大澤]에 의하면 니코틴은 동맥경화증을 유발시킨다고 한다. 이것은 니코틴이 부교감신경절을 마비시키는 물질이라는 점에 근거를 두고 있는 것 같다.

즉 니코틴을 많이 흡수하면 교감신경을 흥분시키는 것과 같은 결과가 되기 때문에 동맥이 경화되는 것이 아닌가 생각된다.

머리를 좋게 하는 음식물

'바보에게 바라는 약이 없다'는 말이 있듯이 옛날에는 약이나 음식물로써 머리를 좋게 할 수는 없는 것으로 되어 있었다. 그러나 근래 영양학이 진보함에 따라 영양에 의해 좋은 몸은 지능도 어느 정도 발달 할 수 있다는 것이 인정되기 시작했다.

음식물로서는 먼저 뇌신경의 기능을 좋게 하고 신경의 피로를 막는 것, 예컨대 글루타민산·인·인지질 등을 다량 함유하고 있는 단백질과 지방질을 적당히 섭취함과 동시에 비타민 B1·B2 등을 충분히 섭취하는 것이 필요하다.

이것을 좀더 구체적으로 말하면 '김치에 쌀밥'이라는 재래식 식생활을 지양하고 우유·달걀·육류·어류(작은 것 통째로 말린 멸치 등이 더욱 좋다)·버터·치즈 등 이른바 서양식으로 약간 바꾸는 것이 좋다.

또 장시간 공부를 계속한다든가 정신을 써서 머리가 피로해졌을 때

달걀이나 성찬(육류·어류, 곧 양질의 단백질)을 먹으면 쉽게 피로가 풀린다. 그 밖에 콩류(된장·두부)·새우·게·미역 등도 머리의 기능을 높이는 데 효과가 있는 식품들이다.

걷기는 건강의 묘약

① 스트레스를 해소하여 뇌에 활력을 준다.

걷고 있는 사이에 근육이 수축·이완을 되풀이하여 신체의 건강이 풀린다. 또 걷는 것은 대뇌에 자극을 주어 뇌의 혈액순환이 좋아진다.

② 노화방지에 도움이 된다.

걷기를 계속하면 노화를 억제한다. 또 류머티스와 관절 질환의 진행을 늦추는 데도 도움이 된다.

③ 콜레스테롤 증가를 막아준다.

다리는 흔히 제2의 심장이라고 한다. 걸으면 다리 근육이 수축되어 다리에 고이기 쉬운 혈액을 심장으로 되돌려 보내기 때문이다. 혈액순환이 좋아지면 혈압이 내려가 콜레스테롤의 증가를 막아준다. 또 심근경색과 뇌경색의 예방, 폐 기능을 높이는 데도 효과가 있다.

④ 근육이 강화된다.

걷기는 어떤 운동보다도 많은 근육을 사용하는 운동이다. 다리(하퇴와 대퇴) 근육뿐 아니라 배 근육, 둔부 근육도 사용하게 된다.

⑤ 정력이 강화된다.

걸을수록 근육이 단단해져서 하반신이 점점 유연해진다. 따라서 성 능력도 높아진다.

머리를 맑게 하는 운동

① 머리를 앞으로 숙였다가 힘껏 뒤로 젖힌다(5~6회).

② 귀가 어깨에 닿도록 머리를 좌우로 굽혔다 편다(5~6회).

③ 목을 좌우로 비틀어 뒤를 보도록 한다(5~6회).

④ 머리를 뒤로 젖히고 양주먹으로 이마를 힘주어 4번쯤 두들긴다.

⑤ 주먹으로 뒤통수를 4번쯤 두들긴다. 힘주어 여러 번 비비는 것도 좋다.

⑥ 귀 위쪽을 좌우 교대로 각각 4번쯤 두들긴다.

⑦ 좌우 집게손가락이나 가운뎃손가락으로 양미간에서 좌우의 눈과 귀 사이의 오목한 곳까지 M자형으로 강하게 마찰한다. 이렇게 하면 자연히 단전호흡(丹田呼吸)이 일어나고, 긴장된 얼굴 근육이 풀린다.

코가 건강하면 노화도 방지된다

코막힘을 가볍게 봐서는 안 된다. 코막힘이 원인이 되어 뇌기능의 감퇴를 유발하기 때문이다. 따라서 노화방지를 위해서는 코를 건강하고 튼튼하게 하는 것이 중요하다.

코가 막혔을 때는 물론, 평소에도 다음과 같은 코기능 강화운동을 하면 좋다.

우선 양손의 가운뎃손가락으로 콧날을 누른다. 다음에는 집게와 가운뎃손가락으로 코를 끼듯이 고정하고 손가락을 상하로 운동시켜 코 자체를 움직이게 한다.

이 방법은 처음엔 얼굴을 상하로 움직여 코가 손가락에 마찰되게 하고, 다음에는 손가락을 움직여 코를 마찰하는 것이다.

얼마동안 계속하면 콧속이 뜨거워지는 것을 느끼게 될 것이다. 그때

스톱하라.

눈을 건강하게 유지하는 법

첫째, 눈을 뜨고 눈알을 위아래·좌우·비껴좌우로 크게 움직이는 운동을 20번쯤 반복한다. 또 눈알을 왼쪽에서 오른쪽으로, 오른쪽에서 왼쪽으로 원을 그리며 돌리는 운동도 좋다.

둘째, 눈을 감은 상태에서 네 손가락으로 눈알을 힘주어 비빈다. 세안할 때 눈을 약간 뜨고 비비면 눈 속의 먼지를 씻어내어 눈에 생기를 준다.

셋째, 집게손가락·가운뎃손가락·넷째손가락의 세 손가락을 모아서 눈 위의 뼈(눈썹부분)를 미간에서 눈꼬리 쪽으로 눌러나간다. 또 밑에서 위로 밀어 올리듯이 누른다. 같은 방법으로 눈 아래 뼈를 누르고 비빈다.

넷째, 어두운 곳에서 책을 읽거나 오랜 시간 눈을 혹사하면 피로가 오고 시력이 나빠진다. 따라서 가끔씩 휴식하는 것이 중요하다.

예를 들어 먼 곳의 경치, 특히 푸른 하늘이나 숲을 바라보면 눈의 피로가 쉽게 풀린다. 또는 눈을 감고 쉬는 것도 좋다. 손바닥을 서로 비벼 열이 나게 해서 두 눈을 감싸듯이 대고 있는 것도 효과가 있다.

4. 만년청춘을 누리는 길

젊음을 유지하는 방법

노화의 원인에는 여러 가지가 있겠으나 그중에서도 가장 중요한 것으로는 음식물과 노동과 마음가짐을 들 수 있다.

그럼 먼저 음식물에 관해서 살펴보기로 하자. 어떤 통계조사에 의하면, 90세 이상의 장수자는 구미에서는 대체로 5~6%인 데 비해 동양에서는 2.7%밖에 되지 않는다고 한다. 그러나 같은 동양에서도 장수자율이 4% 이상 되는 곳도 있고 또 지역에 따라서는 8%이상이나 되는 곳도 있다는 사실이 밝혀졌다. 이러한 여러 가지 점을 미루어 보아 다음과 같은 결론을 내릴 수가 있다.

① 쌀을 대식·편식하는 곳에는 장수자가 적다.

② 쌀이 많이 나는 곳이라도 쌀에 치우치지 않는 곳. 말하자면 '쌀을 파는 것. 보리 먹는 것'으로 알고 있는 곳에는 장수자가 많다.

③ 콩을 먹는 것도 장수한다. 이에 반해서 잡곡을 먹어도 콩을 먹지 않으면 단명한다.

④ 야채를 많이 먹는 곳에는 장수자가 많다.

다음은 노동에 대하여 살펴보기로 한다. 이에 대한 연구조사에 의하면, 노동량이 많은 촌(村)이 단명한다고는 할 수 없다는 것이다. 가령 80세 이상까지 노동하는 것이 보통으로 되어 있는 어떤 섬에서 80세 이상의 노인 82명의 조사해보았더니 신체 부자유자는 겨우 3명뿐이었다. 이것을 보더라도 노동량보다 그 소모를 보충하는 영양에 큰 문제가 있다는 것을 알 수 있다.

그리고 다음은 마음가짐인데, 이것은 장수에 의외로 큰 영향을 미치고 있다. 행복한 표정은 남에게 좋은 인상을 줄 뿐만 아니라 자신의 건강을 유지하는 데도 중요한 것이다.

시간에 쫓기면서 일하는 매니저, 즉 사장·중역·교장·주임·감독·프로듀서 들이 젊은 나이로 심장병 때문에 쓰러지는 일이 많아져서 '매니저병'이라는 말까지도 나오게 되었다.

그러므로 마음의 불안·초조·심로(心勞) 등은 병의 근원이 되며 장수의 적이 된다는 것을 알아야 한다. 이와 같이 생각해 보면, 원기있게 일하기 위해서는 먼저 영양에 주의하여 과음·편식을 하지 말 것, 과로하지 말 것, 그리고 마음을 유연하게 가질 것 등 이 세 가지 것이 노화를 막고 젊음을 유지하는 길이라고 할 수 있다.

성능력 상실은 정신적인 문제

킨제이 연구에 의하면 남자의 성적 능력 18세를 최고로 하여 그 후 청년기·노년기에 걸쳐 서서히 커브를 그리면서 저하된다고 한다. 즉 60세에서는 불과 4%의 성불능을 보았을 뿐이었다. 그리고 70세에서는 약 30%가 그 활동이 정지되어 있었다. 그 이후는 투사곡선을 그리면서 하강한다. 그러나 일부는 죽기 전까지 계속 성능력을 가지는 경우도 있다고 한다.

생리적으로 보면 육체적 능력에 있어 갱년기는 있을 수 없다. 40~50대의 남자는 스스로 갱년기를 무서워한 나머지 의사에게 호르몬제의 투여를 간청하는 사람이 많다. 그러나 성능력의 감퇴는 사실상 감퇴하는 것보다 너무 무서워하고 초조해 함으로써 더욱 감퇴하는 것이다. 즉 성능력의 소실은 주로 정신적인 근심에서 오는 것이다. 호르몬의 남용은 결과적으로 성기능의 약화를 촉진시킬 뿐이다.

금주는 필요한가?

술에는 다음과 같은 5가지의 덕이 있다.

① 마음을 진정시키어 편안하게 한다.

② 위액의 분비를 촉진하여 위 활동을 돕는다.

③ 혈압을 내리게 한다.

④ 수면을 이끄는 최면제이다.

⑤ 마음가짐을 행복하게 해준다.

이상 열거한 5가지의 사항은 분명히 오랜 인류의 역사와 함께 발달해 온 술임을 입증하는 것이기도 하다. 그러나 그것은 적당량을 마셨을 때에 한해 덕이 되는 것임을 잊지 말아야 한다.

금연은 필요한가?

술과 함께 담배도 그 유해 여부를 둘러싸고 시시비비가 많다. 그러나 금연을 꼭 권하고 싶지는 않다. 그 이유는 다음과 같다.

① 금연은 금주보다도 아주 어려운 것으로서, 성공률은 100:1 정도이다. 따라서 억지 금연은 의지력의 낭비만 될 뿐이다.

② 의지력이 약화되면 다른 일을 실천해 나가는 데 있어서의 책임감이 약화된다.

③ 담배가 폐암의 원인이 된다고 하지만, 영국이나 미국의 통계에 의

하면 하루 20개비 정도의 담배는 큰 문제가 되지 않는다고 한다.

④ 담배의 연기를 폐 속으로 깊숙이 들여 마시지 않는 것은 물론 현명한 생각이다.

⑤ 담배를 피우고 있을 때는 휴식을 취할 수 있는 귀중한 시간이 된다.

위의 여러 가지 점으로 미루어 보아 억지 금연을 하려는 것보다 절연(節煙)을 하는 편이 좋다고 하겠다.

영웅은 색을 좋아한다

예부터 '영웅은 색을 좋아한다'는 말이 있다. 사실 성욕이라는 것은 단순한 종족보존의 수단만 되는 것이 아니고 인간의 보다 적극적인 행동의 원동력이 되는 것이기도 하다.

그러나 모든 일이 그렇듯이 정도가 지나치면 좋지 못하다. 성욕을 하고 싶은 대로 한 사람은 의욕이 적어지고 일을 제대로 할 수 없게 된다.

예부터 거세자들 중에서 대과학자나 대철학자·대정치가, 심지어는 대범죄자까지도 나온 일이 없다고 한다. 인간이 일을 할 수 있는 것은 성욕이 왕성한 시기이며, 그 성욕을 난용 또는 남용하지 말고 오래 계속 유지하여 이것을 성행위가 아닌 다른 방향으로 돌림으로써 위대한 업적을 남길 수가 있는 것이다.

노화를 지연시키는 비결 9가지

① 되도록 달걀·치즈·데버·햄·소시지·베이컨·콘비프 등 동물성 식품을 많이 먹도록 한다.

185

② 하루 1회는 무엇이든 감귤류를 먹거나 딸기·감 등을 먹도록 한다.

③ 되도록 소금·간장·고추장 등을 줄인 싱거운 식생활로 전환하고, 식초와 스페이스와 식물유를 많이 먹도록 한다.

④ 수면은 하루 7시간 이하로 줄이는 일이 없도록 한다.

⑤ 되도록 명랑하고 행복한 마음을 가지도록 한다.

⑥ 가정생활을 소중히 여기고 원만한 부부관계를 지속하도록 한다.

⑦ 성생활이 기계적이거나 사무적인 것이 되지 않도록 그때그때마다 열정을 투입하도록 한다.

⑧ 비타민 E제를 1일 100mg 정도로 1회씩 복용토록 한다.

⑨ 인간을 가장 늙게 만드는 것은 당뇨병이므로 이것만은 특별히 예방하도록 한다.

5. 건강작전 춘하추동

봄철 알레르기 증세

만물이 생기를 되찾는 봄철이 되면 사람들은 계절의 변화에 따른 신체의 이상을 느끼게 된다. 춥지도 덥지도 않은 기온 때문에 인체 각 기관의 긴장이 풀림으로써 생기는 춘곤증(春困症) 이외에도 각종 알레르기 증세를 나타내기 쉽다.

주로 알레르기 현상을 일으키는 원인은 먼지이다. 봄철에 많은 먼지 속에는 각종 불순물의 입자가 들어 있다. 이것이 눈으로 들어가면 알레르기 결막염이 되고, 코나 입으로 들어가면 알레르기성 비염·인후염·기관지염을 일으키게 된다.

이를 예방하기 위해서는 알레르기의 원인이 되는 물질을 알아내어 될 수 있는 한 접촉을 피하는 것이 가장 바람직하다.

봄철 춘곤증과 마비증

1) 춘곤증의 원인

봄철에 심하게 나른함을 느끼는 이유는 네 가지로 볼 수 있다.

① 간기능이 약화되어 나른함을 느끼는 경우가 있다. 이때 주로 황달(黃疸) 증세와 함께 온몸의 힘이 없어지고 머리가 둔해진다. 이런 현상이 나타나면 소변검사를 통해 간장기능을 체크해야 한다.

② 봄이 되면 특히 심하게 나른함을 느끼는 사람들은 저혈압 체질인 경우가 많은데, 이럴 땐 냉수목욕이나 사우나가 효과적이다. 그러나 심장이 약한 사람은 속보(速步)나 달리기 등의 운동을 통해 땀을 많이 흘리는 것이 좋다.

③ 류머티즘 초기증상일 경우에는 온몸의 힘이 없어진다. 아침에 일어났을 때 몸이 굳어진 듯한 느낌이 들고 머리가 무거우면 혈액검사를 통해 류머티즘 여부를 알아봐야 한다.

④ 빈혈이 원인이 되어 나른함을 느끼는 경우도 있다. 이럴 땐 피로감 외에도 어지러움·이명(耳鳴)·두통·울렁거림·손톱 변화·요통·손발저림 등의 증상이 나타난다. 따라서 피로감과 나른함이 계속될 때는 정밀검사를 받아야 한다.

2) 마비증의 원인

나른함과 비슷한 몸의 이상증세로서 마비증을 들 수 있다. 다리에 마비증세가 있을 땐 허리에, 팔에 마비증이 있으면 목에 이상이 있다는 증거이다. 따라서 다리와 팔에 마비증상이 나타나면 허리와 목을 치료해야 근본적으로 치료된다.

마비증에는 두 가지 종류가 있다. 하나는 지각신경의 마비로서 여름철에 잘 나타나는 마비증 각기(脚氣), 즉 다발성 신경염(多發性神經炎)이다. 두 번째는 피부감각의 이상으로 생기는 마비증으로서, 감각은 없으나 아픔을 느낄 수 있다. 특히 아침에 일어났을 때 많고, 계절적으로는 봄과 한여름에 많다.

마비증의 원인으로는 세 가지가 있다.

① 잘못된 취침자세를 들 수 있다. 흔히 사람들은 곤히 잠든 것 같지만 하룻밤에 20~30번은 몸을 뒤척인다. 특히 새벽녘에는 자주 움직이게

된다. 이때 부자연스러운 자세가 되어 손이나 발의 한 부분에서 혈액순환이 장해를 일으키면 마비증이 온다.

② 당뇨병에 걸리면 산소 이용이 잘 안 되기 때문에 손발이 차고 마비되는 증세가 나타난다. 특히 수면증에는 혈압이 떨어지기 때문에 산소 배급이 활발치 못하다. 따라서 손발과 같은 말단기관은 산소이용률이 급격히 저하돼 마비되기 쉽다.

③ 혈압이 10mmHg 이하의 저혈압인 경우로서, 봄과 여름에 많이 나타난다. 봄·여름은 계절적으로 혈압이 떨어지는 시기이기 때문이다. 특히 중년에서 노년에 걸쳐 손발마비증을 느끼는 경우 가장 조심해야 할 것은 동맥경화에서 오는 뇌연화증(腦軟化症)이다. 이럴 땐 안저검사(眼底檢査)와 심전도(心電圖)를 이용해 정확한 진단을 받아야 한다.

3) 한방치료법

춘곤증은 몸의 기혈(氣血)이 부족해서 나타나는 증상이므로 몸을 보(補)해야 한다. 이땐 남녀 모두 십전대보탕을 복용하면 효과적이다. 또한 평소 육식 위주의 식사에 힘써야 한다.

4) 침구요법

춘곤증은 몸이 허약해 나타나는 증상이므로 침으로 치료할 경우 오히려 역효과가 나타난다. 이땐 명치와 배꼽 사이에 뜸을 떠주는 것이 효과적이다.

5) 민간요법

황정(黃精)을 막걸리에 담가놓았다가 건져 찜통에 찐 후, 말려서 다시 막걸리에 담그는 방법으로 7회 정도 계속 반복한다. 이렇게 만든 것을 가루로 빻아서 10g씩 물 20cc에 넣어 차로 만들어 마시면 효력을 볼 수 있다.

6) 금란침요법

털과 껍질을 없앤 녹용 1g과 증류수 10cc 정도를 섞어 5분간 끓인다. 이것을 여과시켜 걸러낸 즙을 침자리에 주입하면 특효를 볼 수 있다.

여름철에 주의할 점

여름철 사고로는 익사가 가장 많지만 낙뢰도 무시할 수 없을 만큼 빈번하게 일어나는 사고 중의 하나이다.

먼저 낙뢰에 대하여 알아보자. 멀리서 천둥소리가 들리면 즉시 집 안으로 들어가는 것이 좋다. 옥내가 가장 안전하기 때문이다. 그리고 큰 나무 밑으로 들어가는 것은 오히려 위험하다. 또한 금속 제품은 모두가 위험하다. 벼락은 여자의 머리핀이나 손목시계에 떨어지기도 하며 심지어는 허리띠의 버클에 떨어진 예도 있다. 그러므로 벼락이 심하면 금속물을 벗어버리고 땅바닥에 납작 엎드리거나 집 안으로 들어가는 것이 안전하다.

여름이 되면 익사사고와 함께 문제가 되는 것은 해수욕장의 오염이다. 한강의 오염은 해마다 더해가고 있는데, 전국 각처의 해수욕장도 예외일 수는 없을 것이다. 질병이나 사고를 방지하는 뜻에서 해수욕장에서 지켜야 할 몇 가지 사항을 메모해 본다.

① 식전·식후의 공복이나 만복 때에는 수영을 하지 않는 것이 좋다.

② 하구(河口)에 있는 수영장은 많은 균이 모여 있는 곳이므로 피하는 것이 좋다.

③ 수영장에는 아이들만 보내서는 안 된다.

④ 준비운동도 없이 갑자기 물에 뛰어들면 심장이 멎는 수가 있다. 손발에 조금씩 물을 묻힌 다음 차차 온몸에다 물을 끼얹는 방법이 안전

하다.

⑤ 다이빙을 할 때에는 반드시 깊이를 확인하도록 한다.

⑥ 보트는 자력으로 400m 이상 헤엄칠 수 있는 사람만 사용하는 것이 좋다. 그렇지 못한 사람은 튜브를 지닌다.

⑦ 익사하는 흉내는 어떤 경우에도 엄금할 것.

⑧ 처음 와보는 곳이면 그 고장 사람에게 물의 깊이나 지형 등을 물어보도록 한다.

⑨ 1회의 입수시간은 20분 정도. 상륙과 입수를 자주 반복하는 것이 좋다. 그리고 입술이 새파랗게 될 때까지 물에 들어가 있는 것은 좋지 않다.

가을에는 일광욕을 충분히

가을이 되면 잊지 말고 해야 할 일이 일광욕이다.

가을에는 북유럽을 찾으면 남녀가 수영복 차림으로 뒹굴고 있는 광경을 흔히 볼 수 있다. 이 바이킹의 후예들은 잔디밭이란 잔디밭은 남김 없이 차지하여 일광욕을 하고 있는 것이다. 그것은 일조시각이 짧은 이 지역에서는 가을에 이와 같이 일광 자외선을 몸에 저장해 두지 않으면 겨울에 질병없이 지낼 수가 없기 때문이다.

겨울을 무사히 지내는 비결

① 가능한 동계 스포츠를 즐기며 태양빛을 받도록 한다.

② 일광 자외선의 대용으로 비타민 D와 점막 강화에 유효한 비타민 A를 충분히 섭취하도록 한다.

③ 비타민 C의 결핍을 방지하기 위한 식품, 예컨대 감귤·감 등을 많이

섭취하도록 한다.

④ 남자에게 난주(卵酒)가 좋다고 한다. 외국에서는 에그너그나 럼주에 버터를 떨군 술이 인기를 모으고 있다고 한다.

⑤ 찌개류를 많이 먹도록 한다. 여기에다 기름을 많이 사용하면 더욱 좋다.

⑥ 저녁에는 낮에 입던 옷은 모조리 벗고 습기없는 깨끗한 옷으로 갈아입는다.

⑦ 혈압이 낮거나 손발이 잘 트는 아이에게는 비타민 E제를 겨울 동안 계속 복용시킨다.

⑧ 욕탕에 유황화(硫黃華)를 넣으면 잘 더워질 뿐만 아니라 피부병에도 효과가 있다.

⑨ 가정 목욕탕에서는 가장이 맨 나중에 들어가는 것이 좋다. 목욕이 끝난 지 적어도 30분 후에는 잠자리에 들 수 있기 때문이다. 취침 전에 맥주 한 컵 정도를 마실 수 있다면 더욱 좋다.

6. 술과 장수

술의 여러 가지 성분

술의 주요성분은 물론 에틸알코올임에 틀림없으나, 술의 다양성이라는 점으로 보아 국소의 약리 작용에 영향을 주는 다른 성분이 중요한 역할을 하고 있다.

맥주의 예를 들어보면, 외국의 맥주는 에틸알코올이 3~5% 포함한 것이 많은데 우리나라의 맥주는 보통 4%가 표준이며, 그 밖에 전분과 당분이 포함되어 있고 호프(hop)라는 식물의 쓴맛을 포함하고 있기 때문에 맥주 1ℓ에는 약 350cal의 열량이 포함되어 있다.

또 백포도주는 8~15%의 에틸알코올 외에 주석산·호박산·초산 등의 유기산이 포함되어 있으며, 붉은 포도주에는 포도의 껍질에서 나온 타닌산도 섞여 있다.

보통 술에는 푸젤유(Fusel Oil)라는 것이 포함되어 있는데, 이것은 몸에 해독을 끼치는 것으로 알려져 있다.

술은 간을 병들게 한다

간장(肝臟)은 인체에서 가장 중요한 기관이다.

단백질·탄수화물·지방의 3대 영양소를 비롯해 모든 영양분은 간장을 통해 조절된다. 또한 몸 밖에서 들어오거나 체내에서 생긴 독소를 해독시키는 작용도 간장이 맡아서 한다.

술을 마시면 간장에 알코올이 가장 많이 쌓이고, 다음이 비장(지라), 폐, 신장 순이다. 뇌와 근육에는 거의 없다.

이것은 술을 많이 마시면 마실수록 간기능이 저하된다는 것을 의미한다. 간기능이 약해지면 독성에 대한 간장의 저항력도 약해져서 병의 발생률이 높아진다.

술을 많이 마시는 사람이 간장을 보호하려면 영양소를 충분히 공급해주거나 강간제(强肝劑)를 복용하는 것이 좋다. 그러나 더 중요한 것은 간의 저항력이 회복되도록 일정기간 금주하는 일이다.

술과 담배는 노화를 촉진한다

술과 담배는 노화를 가장 빠르게 촉진시킨다.

노년학(老年學)의 세계적 권위자 스웨덴의 알바 스반보리 박사는 스웨덴 제2의 도시인 예테보리 주민 중 1901년, 1906년, 1911년에 각각 태어난 사람들의 30%(각 세대 약 1천 2백 명)을 선발, 지난 1971년부터 15년 동안 70세 때부터 사망하기까지를 조사, 이 같은 사실을 밝혀냈다.

연구결과에서 가장 노화가 촉진된 부류는 '담배와 술의 쾌락을 추구해온 사람'으로 나타났다. 특히 흡연자에 비해 뼈의 밀도가 적어졌는데, 남성군(群)보다 천성적으로 뼈가 가는 여성군 흡연자에게서 골반 골절과 대퇴부 골절 등 심각한 증세가 많았다고 한다.

이 밖에 근력(筋力)과 폐기능은 물론 생식기능도 흡연군 여성이 비흡연군에 비해 떨어졌고, 폐경시기도 훨씬 빨랐으며 호르몬에서도 많은 차이가 났다고 한다.

한편 술도 과음군이 적량음주군에 비해 노화에 더욱 악영향을 받았다. 그러나 적량이 건강에 좋다는 증거는 나오지 않았다고 한다.

스반보리 박사는 또 남편과 아내를 잃은 사람이 정상적인 부부보다 질병률이 높았고, 약물복용도 많아 사망률이 높은 것으로 나타났다고 밝혔다.

알코올 중독

대체로 혈액 속의 알코올 농도가 0.2% 이상이 되면 특히 중독증상이 심해진다고 한다. 그 정도를 실제의 술로 계산하면 체중 50kg의 사람이 위스키로 200cc, 즉 위스키 잔으로 6~7잔이나 된다. 청주로 따지면 약 550cc로 3홉이 된다. 또 맥주로 따지면 약 3000cc, 즉 큰병 4병 정도가 된다.

알코올의 만성중독 상태가 심하게 되면 담낭증이 생긴다. 이것은 보드카·진·위스키 등 더 독한 술을 오랫동안 마심으로써 생기는 것으로 알려져 있다.

술과 수명

미국의 레이먼드 팔 박사에 의하면, 알코올성 음료를 대량으로 마시는 사람의 수명은 완전한 금주가나 중간 정도의 음주가에 비하여 사망률이 높다고 한다. 그리고 중간 정도의 음주가는 완전한 금주가보다도 사망률이 낮다고 하고, 오히려 적당량의 음주는 인간의 수명을 연장시킨다고 한다.

약으로서의 술

70% 정도로 물에 탄 에틸알코올은 살균력이 가장 강력하기 때문에

주사나 기타 피부의 상처를 소독하는 데 많이 사용되고 있다. 그리고 여름철에 햇볕이 쨍쨍 내리쬐는 무더위에 일사병으로 쓰러졌을 때 알코올로 피부를 닦아주면 한층 효과가 있다. 또 고사에 보면 몸에 술을 끼얹어 모기를 쫓기도 했다고 한다.

다음에는 술이 체내에 미치는 효과에 대하여 알아보자.

의료감독기관에서 지정한 약 가운데는 엄연히 술이 들어 있다. 전문 용어로는 박하정(薄荷精)인데, 흔히 '메탄주'라고도 불린다. 갑자기 정신을 잃었거나 뇌빈혈로 쓰러졌을 때나 심한 충격을 받았을 때 이것을 먹이는데, 말하자면 '회생약'인 셈이다.

뇌빈혈뿐만 아니라 심장이 갑자기 이상해졌을 때도 위스키나 브랜디가 흔히 사용된다. 또 이와 흡사한 작용으로 술은 위의 소화작용도 도와준다.

지금도 흔히 감기에 걸리면 술을 따끈하게 데워 마시고 땀을 내거나, 청주에 계란을 풀어넣어 따끈하게 데워 먹고 취한을 가는 사람도 있다.

이처럼 알코올이 칼로리원으로서 유용하다는 것은 널리 알려진 사실인데, 이것은 다른 병에도 많이 이용되고 있다. 즉 폐결핵에 걸린 환자가 식욕이 없거나 섭취한 칼로리의 부족을 보충하기 위하여 적당한 양의 술을 마시면 몸에 이익이 된다.

보약으로서의 술

보약으로 이용되는 술은 일반적으로 알코올을 물이나 다른 액체로 엷게 한 후 여러 가지 엑스트렉트(extract)를 첨부하여 독특한 향기와 맛 그리고 약효를 노리는 것이 많다.

중국에는 선령비주(仙靈脾酒)라는 정력강화 체음약이 있는데, 이것은 삼기오엽초(三技五葉草)의 잎과 줄기를 말렸다가 약 25g에 대하여 술 1ℓ를 넣고 3일간 두었다가 걸러서 만든 술이다.

역시 중국인이 애용하는 것 중에 오가피주(五加皮酒)라는 것이 있는데, 이것은 강장제로서 뿐만 아니라 성불능증 치료에도 효과가 있는 것으로 알려져 있다. 이것은 오가피의 근피(根皮)를 말려서 주머니에 넣은 후 술 항아리에 넣거나 누룩에 직접 섞어서 담근 것이다.

또한 하수오주(何首烏酒)는 새박덩굴의 뿌리를 말린 것으로, 이것 7g에 술 1ℓ의 비율로 섞어 만든 약초주이다. 그리고 유명한 구기주(枸杞酒)는 구기나무 열매 50g에 술 1ℓ의 비율로 만든 것이다.

약용주 가운데는 식물성뿐만 아니라 동물성의 것도 있다. 가장 유명한 것은 빨간 살모사 술이다. 빨간 살모사의 엑스트렉트는 불포화지방산이나 보효소(補酵素) 등이 포함되어 있으므로 혈류(血流)의 증가·혈압의 강화·강심(强心) 등의 작용을 돕는다.

애주가를 위한 식생활

1) 술에 좋은 음식

① 간장의 활동과 기능을 돕는 식품, 즉 단백지로가 인스턴트 에너지가 되는 당분을 많이 섭취할 것.

② 위염을 방지하기 위하여 전분질을 많이 섭취하지 말고, 되도록 짠 것·매운 것·고추·겨자 등 강한 조미료는 피할 것.

③ 빈혈증을 막기 위하여 비타민 C를 많이 섭취할 것.

④ 알칼리성 식품인 푸성귀·과일 등을 많이 섭취할 것.

2) 술에 나쁜 음식

① 육류의 기름기는 간장의 부담을 가중시킨다.

② 자극성이 강한 음식물은 위험의 원인이 되거나 간장의 기능을 저하시킨다.

③ 산성이 강한 식품은 혈액의 균형을 문란케 함으로서 악취나 숙취를 조장한다.

그리고 여기서 특히 주의할 일은 빈 속에 술을 마시지 말아야 한다는 점이다. 그것이야말로 가장 해로운 것이다.

3) 좋은 술안주

① 막걸리상 : 빈대떡·두부전·오징어·냉채·깍두기·생선 찌개·순대국·파·고추·마늘·오이 등.

② 약주상 : 편육·순두부·돼지족·전유어·미꾸라지탕·부침 등.

③ 소주상 : 얼큰한 것·기름진 것·생선이나 고기회 등. 그 밖에 불고기·생선 찌개·쇠고기 내장·생선회·육회·마늘·오이·고추 등이 좋다.

4) 안주의 요리

① 곱창·콩팥구이·간 : 곱창은 소금을 넣고 주물러서 깨끗이 씻은 다음 불에 잘 구워 소금·후추가루·조미료 등을 찍어서 먹는다. 콩팥은 얇은 껍질을 벗기고 먹는다.

② 풋고추·풋마늘 : 싱싱한 것이 좋은데, 특히 풋고추는 비타민 C가 많이 들어 있다.

③ 빈대떡 : 녹두를 갈아서 여러 가지 나물(도라지·고사리)·배추·파 등을 넣어 만든다.

④ 굴전 : 재료로서는 굴 1컵, 밀가루 큰 숟가락으로 2, 계란, 소금, 면실유, 초장 등이 필요하다. 큰 굴은 하나씩, 작은 것은 3~4개씩 번철에 부친다.

⑤ 동태국 : 동태 3마리, 쇠고기 100g, 고추장, 파 5뿌리, 두부 1모, 콩

나물 조금, 장국보다는 고추장에 넣어 끓이면 더욱 맛이 좋다.

⑥ 민어찌개 : 재료는 민어(중) 1마리, 쇠고기 100g, 파 5뿌리, 무 1개, 새우젓 국물, 후추가루, 마늘 등이다.

⑦ 조개탕 : 조갯살을 모래가 없도록 깨끗이 씻어 물기를 뺀 다음 소금·실고추에 재워놓는다. 간을 맞추어 끓이던 장국에 조갯살을 넣고 익히다가 조갯살이 살짝 익었을 때 양념장을 곁들여서 만든다.

⑧ 육개장 : 물 10컵을 붓고 쇠고기를 넣은 다음 푹 삶는다. 물이 6컵 정도 되었을 때 쇠고기를 꺼내어 얇게 썬다. 갖은 양념을 치고 실파채와 함께 쇠고기에 간이 배면 끓는 장국에 넣어 푹 끓여 먹는다.

재료는 쇠고기 1근 반, 파 썬 것 1컵, 마늘 다진 것 큰 숟가락으로 1, 고춧가루 큰 숟가락 1, 참기름 큰 숟가락 1, 간장 큰 숟가락 3, 깨소금 큰 숟가락 1, 실고추 찻숟가락 1, 후추가루 찻숟가락 1/4, 조미료 찻숟가락 1/2 등이다.

7. 피로란 무엇인가

피로는 일종의 유행병

 과로를 생각하지 않고 건강이나 질병은 이미 생각할 수 없게 되었다. 그 정도로 현대생활은 과로의 연속이며, 이 과로가 모르는 사이에 사람들을 반건강의 상태로 몰아넣어서 마침내는 질병으로 끌고가는 것이다.

 과로하면 생활능력은 둔해지고 활동능률도 저하되며 질병에 대한 저항력도 약화된다. 정신상의 과로가 신경쇠약이나 정신병의 원인이 되는 경우도 많은데, 그것은 신체적으로도 영향을 주어 심장병·신장병, 그리고 그 밖의 여러 가지 질병의 원인이 되고 있다.

 루즈벨트 대통령의 미방인 엘리노어 루즈벨트 여사는 78세의 고령으로 1962년 11월에 사망하였는데, 공공생활에 들어가 최초로 배운 것은 "결코 '피곤하다'는 말을 하지 말 것"이라는 가르침이었다고 술회하기도 했다.

 루즈벨트 여사의 남다른 정력은 생전에 지인(知人)들에게 경탄의 대상이 되었는데, 아마도 이러한 생활수련이 그와 같은 정력을 축적하게 된 시초가 아닌가 생각된다.

피로는 인생 최대의 적

 피로를 느끼는 순간 당신은 일을 더 이상 계속할 수가 없게 되고 솜

같이 피로해진 채 집으로 돌아올 것이다. 그러므로 그렇게 중요한 일이 아니면 휴식을 취해야 한다. 그렇지 않으면 당신은 자녀들의 생활에 대해서도 관심이나 열의를 잃고 또 어울리지도 못하게 된다.

그것뿐만이 아니다. 아내와 더불어 나누던 즐거움. 친구와의 유쾌한 교제, 취미·오락, 향학심(向學心) 등 모든 것이 피로라는 이름의 제단에 희생물로 바치지 않으면 안 되고, 마침내는 육체의 쇠약에 따르는 가련한 생활에 몸을 맡길 수밖에 없게 될 것이다.

그러므로 피로하면 휴식을 취하라. 그것만이 유일한 방법이다.

피로회복에 좋은 돼지고기

신체의 다른 기관과 마찬가지로 두뇌도 오래 사용하면 피로해진다. 피로의 원인은 뇌에 피로독소인 산성물질이 쌓이기 때문이다. 이 산성물질을 완전 분해하기 위해서는 비타민 B1·B6·B12 등의 비타민 B류와 니코틴산(비타민 B 복합체)이 필요하다. 이때 비타민 B류만 섭취하는 것보다 글루타민산이 풍부한 단백질을 혼합해서 섭취하는 편이 피로회복에 훨씬 효과적이다.

따라서 단백질과 비타민 B류가 함께 들어 있는 식품을 섭취하는 것이 뇌의 기능을 위해 효과적인데, 가장 적합한 식품이 돼지고기이다.

돼지고기는 질이 좋은 단백질과 비타민 B1·B6 등이 가장 많이 들어 있다. 특히 뇌의 영양에 필수적인 B1의 함유량은 쇠고기의 10배나 들어 있다.

돼지고기를 소화하기 쉽게 잘게 썬 요리는 머리를 푸는 데 아주 이상적인 식품이다. 또한 돼지고기를 마늘이나 부추와 함께 먹으면 훨씬 효과적이다. 이것은 마늘이나 부추가 비타민 B1이 물에 녹는 것을 방지하기 때문이다. 결국 돼지고기를 마늘 등과 함께 요리하면 비타민 B1의 손실없이 섭취할 수 있게 된다.

또 돼지고기의 지방 때문에 먹기를 꺼리는 이들은 돼지고기를 식물유와 함께 요리하면 된다. 식물유의 리놀산은 지방 합성효소의 활동을 억제해 혈관에 동물성 지방이 축적되는 것을 예방하기 때문이다.

피로를 이기는 법

1) 피로를 정복하라

피로를 극복하는 데는 몇 가지 방법이 있겠으나 그중에서도 가장 많이 쓰이는 것은 미용체조·휴식·여러 가지 특효약·건강식, 그리고 인도의 수행자가 창안한 수련법·마사지·색채요법·음악요법 등이다. 그런데 어느 것이나 다소의 장단점이 있다.

2) 피로의 원인과 그 대책

① 잠재성인 B1 결핍증

아침에 버스 속에서 보면 앉아서 졸고 있는 사람이 많다. 서 있는 사람도 졸린 얼굴을 하고 있는데, 이들은 대부분 잠재성 B1 결핍증이다. 이런 증세에는 비타민 B1과 B2를 충분히 섭취하도록 한다.

② 축적 피로

매일 피로가 충분히 회복되지 못하고 쌓이고 쌓여서 일어나는 피로를 말한다. 이런 경우에는 신경계의 피로를 풀기 위해 환경을 바꿀 필요가 있다.

③ 피로에 유효한 치료법

침·뜸·안마 등이 유효한 방법이기는 하나 일정한 자격을 가진 전문가에게서 받도록 한다. 이 밖에도 수면과 목욕 등 우리가 이미 잘 알고 있는 여러 가지 방법도 있다.

적당한 긴장과 피로

긴장이 없이는 살아가는 것은 물론, 호흡하는 일도 움직이는 일도 생각하는 일도 할 수 없다. 이러한 긴장은 도움을 줄지언정 해를 주지는 않는다.

긴장의 이유를 판정하는 각도에 따라 그것이 도움이 되는 일인지 아닌지 구별이 지어진다. 좋지 않은 아이디어나 감정 때문에 긴장하는 것은 몸에 이롭지 않다. 그러나 행복한 계획으로 긴장하는 일은 에너지를 풍부하게 하고 여유있는 인생을 만들어줄 것이다.

당신이 솜같이 피로해졌다고 느껴지면 그때는 금방 휴식을 취하는 것보다 물을 한 컵 마시든가 사과를 깎아 먹든가 또는 산책을 하는 것이 좋다. 그렇게 하면 당신이 불쾌한 이유로서 긴장하고 있더라도 다시 활력을 회복할 수 있을 것이다.

항상 즐거운 기분으로 생활하라

만일 당신이 진심으로 다른 사람을 도와주고 싶으면 그 사람의 기분이 좋을 때 우수한 활동력을 인정해주면 된다. 그 사람이 무엇을 하건 즐거움이 있다면 그는 피로를 느끼지 않고 얼마든지 일하거나 놀거나 할 것이기 때문이다. 그러므로 그의 노력을 유쾌한 경험으로 이끄느냐 못 이끄느냐 하는 것은 모두 당신에게 달렸다고 할 수 있다.

그럼 당신의 경우를 들어보자. 당신은 언제나 오전 11시가 되면 피로해진다고 가정하자. 그럴 때 "정오까지는 결코 피로하지 않겠다"고 결심을 해보라. 그러면 당신의 신체가 마음의 명령에 복종한다는 놀라운 사실을 발견할게 될 것이다.

1주일에 1시간이나 2시간씩 '피로 시간'을 늦추어 간다면 2개월 내에 낮동안의 피로에서 완전히 해방될 수 있을 것이다.

원망의 장해

즐거움이나 질투, 원한 같은 감정은 마음에 과중한 부담을 주고 피로를 느끼게 한다. 그러므로 너무 오랫동안 남을 원망하거나 미워하는 감정을 가지고 있으면 그 독소가 오히려 자기의 심신을 침범하고 생활을 무가치한 것으로 만든다.

그러나 심신이 온화하면 내장에도 좋은 영향을 주고 혈액순환도 원활하게 되며 호르몬이 흘러들어서 뇌 조직에도 신선한 피가 들어와 뇌 활동을 좋게 하고, 또 그에 따라서 얼굴도 아름답고 건강하게 보여질 것이다.

아름다운 에너지를 끌어내라

우리가 피로해지거나 허약해지는 것은 우리들의 사업이나 당면한 문제에 아름다운 면을 찾아볼 수 없기 때문은 아닐까? 그러나 아름다운 것을 찾으려고만 한다면, 그것은 어디에나 언제나 있는 것이다.

"구하라, 그러면 얻을 것이오"라는 말을 잊지 않도록 하자. 적어도 일을 하다가 중도에서 쩔쩔매거나 주저앉아서 그 원인을 곰곰이 생각한다는 것은 지극히 못난 것이다. 그런 때는 피로하게 만드는 원인에서 마음을 돌리는 것이 최선의 방법이다. 그렇게 되면 일이나 문제의 혼란이 가라앉고, 따라서 훌륭하고 유익한 면이 떠오르게 되는 것이다.

사고방식이 그릇되면 건강을 해치고 불결하고 음침한 꼴이 되고 말지만 사고방식이 건전하면 몸도 튼튼해지고 생활의 여러 가지 점에서 플러스가 된다. 자기 자신을 도와 훌륭한 일을 해내느냐 또는 자기를 해쳐서 죽이느냐 이 두 가지 중에서 어느 것을 택할 것인가는 전혀 자기에게 달린 문제이겠지만, 그것은 자기 자신이 잘 알아서 행복에의 방향으로 나아가기를 바란다.

제4장
한방 의학

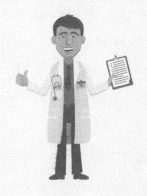

1. 알기 쉬운 민간요법

한방약과 민간약은 다르다

약방이나 백화점에서 팔고 있는 인삼정이나 인삼 엑기스 또는 로열젤리 같은 것을 한방약으로 생각하는 사람이 많다. 그러나 그것은 한방약이 아니다. 억지로 이름을 붙인다면 생약이라고나 할까. 또 사람들 중에는 중국산 생약을 한방약으로 착각하는 경우도 많이 있는데, 이것은 큰 잘못이다. 물론 한약(한방약)에는 중국산도 들어가지만 중국에서 생산되지 않는, 혹은 중국을 거쳐서 우리나라에 들어온 생약도 포함되기 때문이다.

또 민간약이라는 것이 있다. 이것은 옛날부터 민간에서 질병에 효과가 있다고 전해져 내려오는 생약을 대개는 단미(單味)로 달여서 약으로 쓰는 경우이다. 즉 글자 그대로 민간의 소박한 약물, 그것이 민간약이다.

그러면 한방약이란 무엇인가? 한마디로 말해서 한방약이란 몇 가지 생약을 조합해서 만드는 데에 특징이 있다. 그렇게 함으로써 부작용을 없게 하여 상승작용을 기대할 수 있다.

한방약을 조합할 때에는 한방의학적으로 진찰하여 환자의 체질이나 병상을 종합적으로 판단해야 하는 고도의 기술이 필요하다.

208

동서의학의 차이와 교류

한방과 현대의학의 차이는 대개 다음과 같이 비유 내지 비교될 수 있을 것이다.

가령 감기에 걸렸을 때 열이 높을 경우에는 그 열을 내리게 하면 된다. 열을 내리게 하는 데는 아스피린을 먹고, 기침이 나는 경우에는 기침을 멎게 하면 된다는 것이 보통 현대의학의 치료방법이다. 그러면 그것으로써 감기가 완전히 떨어지느냐 하면 반드시 그렇지도 않다. 몸이 노곤한 것은 여간해서 본래대로 돌아가지 않는다. 1주일 내지 열흘은 걸리는 것이 보통이다.

그러나 한방에서는 감기 자체를 문제로 삼는다. 열이 난다. 기침이 난다는 것이 직접적인 문제가 아니고, 몸 안의 본래대로 돌리려는 힘(자연양능)을 도와준다. 그리하여 기분좋게 되어서 일할 수 있게 하는 것이 목표인 것이다. 그러므로 환자의 정신적인 것, 육체적인 것을 모두 포함한 - 개체의 생활력 - 것으로서 다룬다.

그러나 현대의학은 위니 간이니 폐니 심장이니 하는 몸의 부분과 열이니 기침이니 하는 개개의 증상을 주로 다룬다. 현대의학의 이치는 건강·불건강이라는 무대에다 막을 내려놓고 막 바깥에서 레뷰를 하고 있는 격이다. 그런데 그 내려진 막을 열고 저쪽을 보는 것이 곧 한방인 것이다.

요즘 유럽, 특히 프랑스와 독일에서는 "동양의학을 배워라"라고 주장하면서 한약과 침·뜸 등이 크게 채택되고 있다고 한다. 그리고 한방에서도 현대의학의 여러 가지 기술적인 면을 채택·도입하고 있는 것은 바람직한 일이라고 하겠다.

피부냉증과 견통(肩痛)

견통은 세계에서 우리나라와 일본에만 있다는 흥미로운 병이다. 그리고 피부냉증도 그와 같은 것으로서, 외국의 책을 봐도 한 줄도 씌어져 있지 않다. 실제로 외국에서는 허리가 냉해서 아프다는 경우는 없는 것 같다.

이 견통이라는 것은 잠재성의 비타민 B1 결핍증이 대부분이다. 이 병에는 비타민 B1을 주사하면(1회에 4g) 효과가 있다고 한다.

주사를 할 때에는 안마사가 주무르는 급소(경혈)에다 놓으면 가장 좋은데, 이것은 침을 찌르는 것만으로도 잘 듣는다. 거기가 침·뜸의 급소이기 때문이다. 그러나 비타민 B1의 주사는 어디에 놓아도 잘 듣는다.

아침부터 졸리거나 회사에 가서 잠깐 앉아 있으면 허리가 노곤해지는 것도 다 잠재성 비타민 B1의 결핍증이라고 할 수 있다.

냉증의 원인은 영양부족

피부가 냉하다는 것은 특히 동양 여성들의 특징인 것 같다. 대체로 녹말을 많이 섭취하면 그것이 축적되어 체내에서 지방이 되는데, 이것이 피부냉증과 관계를 가지고 있다. 그 이유는 지방의 층이 표면에 있어서 몸 안의 온도가 표면에까지 닿지 않기 때문이다. 그리고 따뜻한 혈액이 표면에까지 가기가 어렵기 때문에 혈액이 적어져서 냉하게 되는 것이다.

일반적으로 여성의 피부는 남성의 피부온도보다 약간 낮은데, 실제로 여성의 피부온도가 30℃ 이하가 되면 오싹함을 느끼게 된다.

전후(戰後) 스위스에서 영양과 피부의 온도 관계를 연구 조사해본 결과 전시에서 전후에 걸쳐 부인들의 온도가 전보다 꽤 낮은(2~3℃) 것으로 나타났다고 하는데, 이것은 영양실조가 그 원인이었다고 한다.

210

2. 차를 이용한 민간요법

생강차

잘 말린 생각 1개를 가루로 만들어 꿀 세 숟가락과 함께 끓인 물에 풀어 마신다. 손발이 찰 때, 위장냉통(胃腸冷通), 날음식을 먹은 후 위경련이 났을 때 효과적이다.

커피 우유 계란차

커피가루 1~2숟가락, 분유 1~2숟가락, 계란 노른자 1개를 잘 섞어 끓인 물에 풀어 마신다. 여기에 포도주를 약간 섞으면 좋다. 커피 우유 계란차는 중추신경을 자극하여 피로를 풀어주고 활력을 증진시킨다.

연근차

날연근을 깨끗이 씻은 뒤 잘게 썰어 믹서로 갈아 즙을 짠다. 여기에 꿀을 약간 넣어 달인 후 수시로 한 컵씩 마신다. 연근차는 숙취나 알코올중독을 치료하는 데 효과적이다. 또한 장기간 복용하면 피부를 윤택하게 한다.

당근즙차

당근 1개와 껍질 벗긴 사과 1개, 껍질 벗긴 귤 반 개를 믹서로 갈아

꿀로 맛을 낸 후 하루 세 번 복용한다. 당근즙차는 자율신경을 안정시켜 정신불안증이나 초조감을 해소시키고 혈액을 증가시켜 빈혈을 치료한다.

미역차

미역을 깨끗이 씻어 소금기를 없앤 후 말려 가루로 만든다. 끓인 물에 약간의 오렌지 주스를 섞어 하루 세 번 마신다. 오랫동안 꾸준히 복용하면 고혈압과 갑상선비대증을 예방할 수 있다.

애정차(艾精茶)

5월의 신선한 쑥잎을 깨끗이 씻어 믹서기로 갈아 즙을 낸다. 찌꺼기는 다시 물을 붓고 또 갈아 즙을 낸 후 쑥즙량 1/5의 사과즙과 1/8의 귤즙과 함께 냄비에 담아 걸쭉해질 때까지 달인다. 오래 보관하려면 약간의 꿀을 넣는 것이 좋다. 애정차를 하루 세 번씩 끓인 물에 풀어 마시면 월경통과 냉대하증 치료에 좋고, 혈관 벽을 튼튼하게 해 고혈압 환자에게도 효과적이다.

미나리차

중국 미나리를 잘게 썰어서 갈아 즙을 낸 것 2/3컵과 사과즙 1/3컵을 섞어 복용한다. 중국 미나리는 독을 풀어주고 혈관을 부드럽게 하는 효능이 뛰어나다. 따라서 심장병이나 고혈압이 위급할 때 미나리차를 마시면 1~2시간 후에 진정된다. 또한 혈관벽을 청소하고 대소변을 순조롭게 하며 체력을 강하게 한다. 비만한 사람은 율무쌀차와 교대로 복용하면 좋고, 미나리로 자주 반찬을 만들어 먹어도 효과적이다.

갈근차

날갈근(칡뿌리)을 깨끗이 씻어 네모로 작게 썰어 쌀뜨물에 담궈 놓는다. 하루 2~3회 물을 바꿔 검은 물이 나오지 않으면 꺼내서 말려 가루를 만든다. 복용할 때는 큰 숟가락 하나에 꿀을 약간 넣어 끓인 물에 풀어 먹는다. 갈근차는 알코올중독과 니코틴중독을 치료하고 간장을 보호한다. 또한 생강차와 함께 복용하면 감기예방에도 효과적이다. 만일 물에 충분히 불리지 않으면 중독현상의 부작용이 일어날 수 있으니 주의해야 한다.

음양화해차

미나리즙 1/4컵, 우유 1/2컵, 술 10cc, 계란 노른자 1개를 꿀로 개어 잘 섞은 뒤 약간 데워 마신다. 여기에 과일즙을 더하면 맛이 좋아진다. 내외가 잠자기 전에 같이 마시면 성에 대한 의욕이 강해지고, 여성의 경우 피부가 부드러워진다.

미용차

율무쌀가루 20g, 딸기즙 10cc, 꿀 10~20cc를 끓는 물에 풀어 매일 세 번 마신다. 1개월 정도 계속 복용하면 검고 거칠어진 피부가 고와지고, 기미·딱지·부스럼 치료에도 효과적이다.

도라지차

산도라지 2~3되를 잘게 썰어 물을 붓고 갈아 즙을 낸다. 찌꺼기는 다시 물을 부어 즙을 낸 후 은근한 불에 달여 묽게 되면 그릇에 담는다. 복용시엔 큰 숟가락으로 하나씩 끓인 물에 풀어 마신다. 도라지차는 독을

제거하고 염증을 없애며 담을 삭여준다. 식사 후 한 컵씩 소화를 돕고
체증을 치료한다.

3. 민간약의 이용

위궤양과 십이지장궤양

1) 위궤양이란

위궤양의 주요한 증상은 위통(胃痛), 토혈(吐血), 위산과다(胃酸過多) 등이다.

위통은 식후 즉시 일어나거나 1~2시간 후에 일어난다. 특히 상복부(上腹部)나 배중(背中-제12흉추(胸椎)에서부터 제2요추(腰椎) 사이의 척추 오른쪽)에 심한 통증이 온다.

토혈은 암흑색 또는 커피색인 경우가 많고, 대량일 때는 선홍색을 띠기도 한다. 이어서 빈혈이나 현훈(眩暈), 실신(失神) 등의 증상을 보이는 수도 있다. 출혈은 주로 대변으로 나타나며, 통증이 전혀 없기 때문에 가볍게 생각하기 쉽다.

위궤양은 만성위염이나 위산과다의 증세와 마찬가지로 일반적 증상이 오래 계속되는 경우가 많다. 이때는 체중이 줄고 빈혈이 심하며 피부가 건조해져서, 여자의 경우는 화장이 잘 받지 않는다. 소화기 이상으로 인한 위무력증(胃無力症) 때문에 위궤양이 발생하면, 밤에 잠을 잘 이루지 못하고 신경쇠약에 걸리게 되며 복통이 심하다.

2) 십이지장궤양이란

십이지장궤양의 증상은 위궤양과 아주 비슷하다. 다른 점은 동통(疼

痛)이 식후 2~4시간쯤 후에 나타나며, 구토와 토혈량이 적기 때문에 세밀한 화학적 방법으로만 출혈을 알아낼 수 있다는 점이다. 야간이나 공복시에도 동통이 나타나며, 허기가 지면 배가 심하게 아프다.

3) 한방치료법

궤양은 증상이나 체질에 따라 처방이 각각 다르다.

① 가슴이 아프고 쓰린 증세가 심한 사람.

② 변비가 심하고 트림이 강하게 나며 위가 팽만해져 배의 힘이 약하고 통증이 약한 사람.

③ 설사가 심하고 대변을 봐도 시원치 않은 사람.

위의 경우 사역탕(四逆湯) 시호(柴胡) 5g·지실(枳實) 2g·작약 4g·감초 1.5g·부자(附子) 1g의 처방이 효과적이며, 환약으로 장기 복용하는 것이 효력이 크다.

④ 배 주위가 팽팽하면서 거북한 사람.

⑤ 위에 정수(停水:괴어있는 물)가 있고 당분을 좋아하는 사람.

⑥ 배꼽 주변에 움직이는 물체가 있는 것처럼 느껴지면서 통증이 있는 사람.

⑦ 가슴이 쓰리고 피를 토하며 출혈이 있는 사람.

⑧ 변비가 심하거나 흑색 변이 계속되는 사람.

⑨ 위 활동이 약하고 체력이 급속히 약해진 사람.

⑩ 식욕이 없고 뼈가 유연하며 부종(浮腫)이 있는 사람.

이상의 경우에는 대황(大黃)을 막걸리에 담가놓았다가 건져 시루에 찐 후 말려서 다시 막걸리에 담그는 방법으로 7회 정도 계속한다. 가루로 빻아서 4g 정도씩 식후에 하루 세 번 복용하면 효과적이다.

4) 침구요법

위궤양이나 십이지장궤양에 침구치료를 행할 경우 시기를 잘 선택해야 하는데, 피를 토하거나 변에 출혈이 보이는 급성일 때는 안정이 필요하기 때문에 침구치료가 적당치 않다. 그러나 내장출혈을 지혈할 때는 복통이 심한 부위에 쑥뜸을 하거나, 차돌을 불로 덥혀 수건으로 싼 후 돌이 식을 때까지 환부에 두면 효과적이다.

5) 민간요법

위궤양이나 십이지장궤양에는 감나무잎을 말려서 가루를 내어 먹는 것이 좋다. 약 3~5g을 물 200cc에 달여 반으로 줄 때까지 졸인 후 1일 여러 차례에 걸쳐 먹는다. 토혈에는 삼칠근(三七根)을 가루로 만들어 찻숟가락으로 하나씩 하루 3번 먹으면 지혈된다.

6) 금란침요법

위궤양이나 십이지장궤양에을 치료할 때는 한약물·침·뜸 중 어떤 것도 효력이 없을 때는 모과즙을 내어 침자리에 주입하면 효과적이다. 특히 몸이 허약한 사람은 녹용즙을 내어 침자리에 주입하면 몸도 건강해지고 염증도 치료된다.

7) 위궤양에 좋은 양배추

양배추는 한명(漢名)으로 감람(甘藍)이다. 양배추의 약용에 관한 기록은 옛 문헌에서 찾아볼 수 없다. 그리고 민간요법에서도 별로 쓰이지 않았던 것 같다.

최근에 와서 양배추를 주스로 만들어 강장제로 먹는 사람이 있는데, 확실히 효과가 있다고 한다. 특히 당뇨병 환자가 양배추 주스를 장복하여 효과를 보았다는 실례도 있다.

그리고 양배추즙으로 위궤양을 완치한 실례도 있다. 일본의 어느 위궤양 환자가 백약이 무효하여 마침내 양배추즙을 복용하고 완쾌되었다고 하는데, 그 복용방법은 양배추 푸른잎(떡잎)을 물에 깨끗이 씻어 칼로 난도질한 다음 헝겊에 싸서 즙을 내어 한 번에 1컵씩 하루 세 번 공복에 마셨다고 한다.

식사 후 유과당 껌은 씹어도 좋다

아이오와대학의 발표에 의하면, 달고 영양을 고루 갖춘 식사를 하면 과자를 먹었을 때만큼 치염산(이를 썩게 하는 세균산)을 증가시킨다고 한다. 또한 무과당 추잉껌엔 치염산이 적어 이가 썩지 않는 것으로 알려졌으나 사실 유과당 껌을 씹을 때와 그 효과가 같다.

아이오와 치과대학의 마크 젠슨 박사팀은 두 차례의 실험으로 치석을 증가시키는 요인과 유과당 추잉껌의 효과를 조사했다.

첫 연구결과에 의하면, 달고 균형을 고루 갖춘 식사는 치아를 썩게 하는 치염산을 증가시키고, 특히 당분이 많은 음식물은 스낵·초콜릿 등과 마찬가지로 이를 썩게 만든다는 것이다. 이것은 박테리아가 탄수화물 중에 살고 있기 때문에 저녁식사 후 양치질을 하지 않으면 사탕을 먹었을 때와 마찬가지로 나쁜 영향을 미치는 것이다.

두 번째 연구에서는 식사 후 무과당 추잉껌과 유과당 껌이 치아에 어떤 영향을 미치는가를 조사했다.

애초에 젠슨 박사는 달고 영양가 높은 식사 후 10분 동안 무과당 껌을 씹으면 입 안에 치염산을 중화시키는 타액이 증가해서 풀러그를 제거한다고 주장했었다.

그러나 이번 연구에는 젠슨 박사는 식사 후 유과당 껌도 무과당 츄잉껌과 같이 치염산을 제거한다고 발표했다. 그 이유에 대해 화학자 짐 웨

펠은 유과당 껌은 2~3분 씹고 난 후에 타액에 중화되어 거의 당분이 없어져버리기 때문이라고 설명했다.

뇌졸중 예방의 특효약 마늘

마늘이 강장효과나 항균작용뿐 아니라 혈전을 방지해 뇌졸중이나 심근경색 예방에 좋다고 한다.

최근 한 연구팀에 의해 마늘에 함유된 20여종의 방향성 물질을 분석, 조사한 결과 마늘에 함유된 MATS라는 성분에 혈소판 응집을 억제하는 효과가 있다는 사실을 밝혀냈다. 보통 출혈 후 2~3분만에 혈소판이 응고하는데 마늘의 MATS 성분을 넣으면 응고력이 줄어든다는 것이다.

연구팀은 마늘을 약품화해서 혈전(血栓), 즉 작은 핏덩어리가 혈관을 막아 생기는 뇌졸중이나 심근경색의 예방약으로 개발할 수 있다고 말했다. 이 같은 효과는 마늘을 그냥 섭취해도 나타난다.

성인병에 좋은 식초에 절인 콩

일본에서는 초두(식초에 절인 콩)가 만병예방치료식으로 등장, 화제가 되고 있다.

초두는 일본 전래의 민간 식이요법제로, 제조법은 다음과 같다.

천연양조 식초를 입이 넓은 유리용기에 3/4쯤 채우고, 여기에 깨끗이 씻은 콩을 넣는다. 콩과 식초의 비율은 1대 3으로 한다. 그리고 뚜껑을 덮고 4~5일간 냉장고에 보관한 후 매일 먹으면 된다. 이때 4~5일간 그대로 두는 이유는 콩 속의 혈액응고작용 물질과 단백질 소화저해성분을 없애기 위해서이다. 콩을 삶아서 해도 효과는 같다. 이렇게 만든 초두를 매일 먹으면 각종 성인병과 변비를 고치고 다이어트에 성공할 수 있다.

실례로 동경의 개업의사인 치에코 여사는 최고혈압 175, 콜레스테롤 치 280의 고혈압 환자였다. 그녀는 매일 아침 20알의 초두를 먹기 시작, 3일째 되는 날 최고혈압 125, 콜레스테롤치 200으로 떨어졌고, 1주일 후에는 정상으로 돌아왔다고 한다. 또 비만증으로 고민하던 가수 세가와 에이코는 초두를 먹으면서 77kg의 몸무게를 58kg으로 줄이는 데 성공했다.

초두는 이 밖에 당뇨병 환자의 혈당치 강하, 변비 치료, 어깨통증 치료, 정력회복과 피로회복 및 정신안정 등의 효과가 있다.

비타민 B6가 부족하면 뇌기능이 저하된다

미국 터프스대학 영양학자들은 비타민 B6가 부족하며 뇌기능이 저하된다고 주장했다. 실험에 의하면 비타민 B6 부족은 뇌기능 저하뿐 아니라 의약품의 효과도 방해한다는 것이다.

로버트 루셀 박사는 "100% 확실하다고는 말할 수 없으나 비타민을 충분히 섭취하지 않을 경우 뇌기능의 저하가 나타난다"고 말하고 "동물 실험에서도 비타민 B6가 부족하면 지방 및 단백질 대사작용이 방해된다는 결과가 나왔다"고 밝혔다.

정혈제(淨血劑)로 좋은 수세미

수세미는 박과에 속하는 1년생 초본으로서 열대지방이 원산지인데, 각처에서 많이 재배되는 식물이다. 열매의 섬유로는 수세미를 만들고 줄기의 절단면에서 나오는 액즙은 사과수(絲瓜水)라 하여 고급 화장수를 만든다.

민간에서는 이 사과수를 끓여서 설탕을 넣어 내복하면 진해제·각기

수종(脚氣水腫)의 이뇨제로서 효과가 있다고 하며, 두통·감기에도 좋다고 한다.

《의학입문》에는 「수세미외는 모든 악창과 소아의 머리 부스럼, 정강이 창(瘡)을 다스린다」고 나와 있고,《본초비요(本草備要)》에는 「수세미외는 피를 맑게 하고 독을 풀어준다. 풍을 없애고 머리의 부스럼을 다스린다. 덩굴과 뿌리의 흰 즙을 천라수(天羅水)라고 하는데, 염증과 뱃속의 열을 없애주며 폐결핵에 신효가 있다」고 기록되어 있다.

백일해의 특효약 선인장

선인장의 약용은 일반적으로 널리 알려져 있지는 않으나 민간에서는 선인장을 짓이겨 즙을 내어 마시면 감기나 기침에 잘 듣는다고 한다. 또 각기충심(脚氣衝心)에도 효과가 있다고 한다.

그런데 선인장은 그 종류에 따라 약효도 다르다고 한다.《약용식물사전》에는 「선인장은 소아의 백일해에 신기할 정도로 효과가 있는데, 그 즙을 식후 반 잔씩 복용하면 대개 3~4일 만에 완쾌되는 특효가 있다. 또 이것을 종이에 발라서 류머티스 환부에 붙이면 지통제(止痛劑)도 되고, 늑막·각기·수종 등에 효과가 있다」고 씌어 있다.

《약이 되는 식물》이라는 책에는 「늑막염에는 선인장의 가시를 잘 떼어버리고 정결하게 씻은 후 강판에 갈아서 작은 술잔 하나 가량을 식후 1시간마다 복용하면 식욕이 생기고 원기가 좋아지며 소변이 고르고, 물이 찬 늑막염 등에는 특효가 있다. 천식에도 위에 같이 복용하면 효과가 있다. 기타 각기·신장염·폐병·심장병·위병·류머티스·열병 등에 효과가 있다. 화상의 경우 생즙을 바르면 흉터가 생기지 않는다」고 씌어 있다.

동맥경화에 좋은 양파

양파에는 단백질이 적고 포도당과 자당이 조금 들어 있으며, 그 밖에 고급 유화물과 휘발성 성분이 인경에 약 0.02% 가량 들어 있다. 또 알린 성분인 알리신이 있으며, 인산·소다·석회·비타민 B와 C가 많이 들어 있고, 비타민 A도 조금 들어 있다.

양파의 약효는 특히 고혈압과 동맥경화증에 있다. 양파 외피(外皮)의 주효를 차지한 켈세진은 루찐의 구조 중에서 당(糖)을 빼낸 물질로서 두 가지 다 혈관을 강화하며, 또 양적으로는 켈세진은 루찐보다 40% 가량 강한 점이 다르지만 혈관을 강화하는, 즉 경화된 동맥을 부드럽게 하는 효력은 같다.

또 양파의 특이한 냄새는 유화(硫化) 알린 때문인데, 이것이 일종의 자극제가 되어 소화액의 분비를 촉진시킨다. 그리고 양파는 불면증·피로 회복 등에 효과가 있다고 한다.

찜질의 특효약 토란

주성분은 수분이 76.07%, 단백질 2.78%, 지방 0.17%, 당질 17.27%, 섬유질 0.99%, 회분 1.25% 등인데, 그 외에도 비타민 C가 조금 들어 있다.

토란은 식용으로 많이 애용되는 것으로서, 우리나라에서는 옛날부터 한가윗날에 토란국을 끓여먹는 풍습이 있는데 토란국을 먹으면 몸에 종기가 생기지 않는다고 한다.

《약용식물》이라는 책에는 「토란찜은 외용약으로서 여러 가지 병에 특효가 있다. 즉 관절통·맹장염 초기·급성복막염으로서 복열(腹熱)이 심할 때·복통·이하선염(耳下腺炎)·타박상·종기통 등에 붙이면 특효가 있다」고 적혀 있다.

또 치통에도 토란을 강판에 갈아서 종이에 발라 국소에 붙이며, 해열을 시키는 데도 토란을 갈아서 소금과 밀가루를 적당히 넣고 떡처럼 만들어 발바닥에 붙이면 효과가 있다.

보경약(補經藥) 미나리

미나리 잎을 식용하면 류머티스 및 기타 보경제로 유효하며, 또 잎을 진하게 달여서 마시면 소아의 토사곽란 등에 효과가 있다고 한다. 그리고 술의 열독을 풀어주고 대소변을 통하게 하여 여자의 대하증과 소아의 폭열(暴熱)을 다스린다. 또 속방(俗方)에 의하면 미나리는 정신을 맑게 하고 혈맥을 보호하며 식욕을 증진시키고 여자의 적백대하(赤白帶下)를 다스린다고 한다.

완화제로 좋은 아주까리

열이 있을 때는 초기의 처방으로서는 얼른 아주까리 기름을 먹이면 신효할이만큼 곧 낫는 수가 있다. 그리고 아주까리 기름은 하제(下劑)뿐만 아니라 살균력도 강한 유약(油藥)이다. 귀에서 고름이 흘러나올 때 아주까리 기름 한 방울을 귀 속에 떨어뜨리면 고름이 그치고 그대로 낫는다.

늑막염·복막염·복수(腹水)·신장염·각기 등 물이 괴는 보에는 아주까리씨 70~80알과 석산(한약 이름), 구근(球根) 1~2개를 짓찧어 넣고 잘 섞어서 양쪽 발바닥에 붙이고 붕대를 감아 약 10시간 가량 두면 수기(水氣)가 소변이나 대변으로 빠져 내린다. 이것을 매일 2회, 4~5일 계속하면 더욱 효과가 있다.

<버몬트의 민간요법> 중에서 아주까리 기름에 대한 약효를 간추려

본다.

① 사마귀에는 아침 저녁으로 기름을 바르며, 20~30번 계속 문지른다.

② 갓난아이의 배꼽에 부스럼이 생겼을 때 발라준다

③ 모유를 잘 나오게 하기 위하여 유방에 기름을 바른다.

④ 눈에 자극이 있을 때 기름을 눈에 떨어뜨리면 기분이 좋고 자극이 없어진다.

⑤ 어린애의 머리털이 안 나오거나 자라지 않을 때에는 기름을 주 2회 잠잘 때 바른다. 밤새도록 그냥 두고 아침에 비누로 씻어낸다. 머리털이 제대로 나올 때까지 매주 2회씩 계속 바른다.

⑥ 잠자기 전 속눈썹에 기름을 주 3회로 바르면 빛깔이 진해지고 길어진다.

⑦ 기관지 이상에는 기름 두 술과 솔기름[松精油] 한 술을 혼합하여 흉부에 바른다. 급성이면 하루에 3회씩 바르도록 한다.

⑧ 절상(折傷)이나 피부병에도 바른다.

⑨ 탈항(脫肛)이 된 치질에는 기름을 바르고 부드럽게 속으로 넣는다.

⑩ 발이 아프거나 피로할 때에는 주 2회 또는 그 이상 여러 회 취침시에 문질러 바르고 헌 양말을 신고 잔다. 아침이 되면 피로와 아픔은 싹 가셔지게 될 것이다.

양기를 돋우는 염교

《본초(本草)》에는 「염교는 내장을 고르게 하고 오랜 이질과 설사를 다스린다. 한열(寒熱)을 없애고 수기(水氣)를 내리며 몸을 비건(肥健)케 한다. 냄새가 별로 없기 때문에 도가(道家)들이 상식하며 또 허(虛)를 보하고 양기를 돕는다」고 적혀 있다.

또 《본초비요》에는 「염교는 위를 보호하고 양기를 돕는다. 나쁜피를 흩어버리고 살지게 하며 대장의 기체(氣滯)를 배설시키고 이질을 다스린다. 폐기(肺氣)의 기침과 안태(安胎)·이산(利産)에 염교를 짓찧어 즙을 낸 다음 꿀에 타서 마신다」고 씌어 있다.

통풍(痛風)약으로 쓰이는 꽈리

한방에서 꽈리의 뿌리·줄기·잎은 이뇨·해열·진해 약으로, 열매는 이뇨·사하·통풍 약으로 쓰인다.

한방에서는 이뇨에 효과가 있다고 하여 전복(煎腹)을 시키기도 하는데, 폐를 깨끗하게 해주고 기침을 다스리며 담(痰)을 없애는데 중요한 구실을 한다. 또 난산 때 열매를 먹으면 즉시 출산하고, 산아의 감수 열결(疳瘦熱結)을 다스리는 효과가 있다고 한다.

이뇨제로 쓰이는 아욱

아욱은 국거리로도 적당하며 한철의 별미로 먹을 수 있다. 삶아서 쌈으로도 먹으며, 잎사귀와 줄거리의 껍질을 벗겨 솥에 넣고 된장이나 고추장을 풀고 쌀을 넣어 아욱죽을 끓여 먹기도 한다. 아욱죽은 몸에 열이 있을 때 먹으면 효과가 있다고 한다.

한방에서는 아욱을 동규자(冬葵子)라 하며, 주로 씨로 이뇨제와 유즙 분비(乳汁分泌)·최진약(崔進藥)으로 쓰이고 있다.

《본초》에는 「아욱은 임질을 다스린다. 소변을 이롭게 하고 오장육부의 한열(寒熱)을 없애며 젖이 안 나오는 것을 다스린다. 씨는 석림(石淋)을 다스린다. 씨를 약간 볶아서 가루를 내어 쓴다. 뿌리는 악창(惡瘡)에 좋고, 소변을 순조롭게 하며, 임질을 고친다. 잎은 약의 주가 되는데 나물을 만들어 먹으면 적체(積滯)를 내리게 한다」고 기록되어 있다.

《본초비요》에는 「아욱은 기를 늘리고 맥을 고르게 하며 분비를 촉진시킨다. 대소변을 고르게 하고 수종(水腫)을 내리게 한다. 젖을 나오게 하고 태(胎)를 편하게 한다」고 씌어 있다.

진해제 오미자

오미자는 향기가 있는 열매로서 보신이 되며, 특히 오미자술은 오래 전부터 정력제로 알려져 있다. 민간요법에서 오미자는 기침약으로 사용되어 왔는데, 오미자를 물에 담가두고 그 물을 수시로 마시면 보통 기침에는 특효가 있다.

《약용식물사전》에는 「한방에서는 오미자를 식전에 내복하면 자양 강장제·거담 진해제, 또는 수렴제(收斂劑)로 정(精)을 증진시키고 내분비액 분비를 촉진시킨다. 1일 용량은 4~5g을 적량으로 한다」고 적혀 있다.

또 《본초》에는 다음과 같이 씌어 있다. 「오미자는 허로(虛勞)와 몸을 보호한다. 눈을 밝게 하고 신장을 데우며 음(陰)을 강하게 하고 남자의 정(精)을 늘린다. 소갈(消渴)을 그치게 하여 번열을 없애준다. 술독을 풀고 기침을 다스린다. 껍질은 달고, 살은 시며, 씨는 맵고 쓰고 떫다. 이것을 합하면 감미가 있으니 오미자라고 한다. 약에 넣는 것은 생것을 말려 씨째로 쓴다」

단독(丹毒)에 유효한 녹두

녹두의 약용은 팥과 비슷하다. 《본초》에는 「녹두는 모든 단독을 다스린다. 번열과 약독(藥毒)을 다스리고 열을 내리게 한다. 종기를 소멸시키고 소갈을 없앤다. 오장을 화(和)하게 하고 뇌를 편안하게 하며 12경맥(經

脈)을 순행시키는 데 가장 이롭다. 베개 속에 넣어서 배면 눈이 밝아지고 두풍(頭風)과 두통을 없애준다」고 적혀 있다.

또 《일용(日用)》에는 다음과 같이 씌어 있다. 「녹두분은 성질이 냉하고 독이 없다. 기를 늘리고 열독을 없애며 등에 나는 종기를 다스리고 주독(酒毒)을 푼다. 녹두를 갈아서 가루로 만들어 말린 것이 녹두분이다」

각기병을 예방하는 보리

쌀밥을 주식으로 함으로써 생기는 인체의 장애 가운데 보리밥을 먹음으로써 없어지는 경우는 다음과 같다.

① 쌀밥을 먹으면 정상의 2~3배나 축적되는 간장의 지방질이 생기지 않는다.

② 살에는 비타민 B1이 없기 때문에 전분이 연소되지 않아 유산(硫酸)이나 포도산 같은 피로물질이 생기기 마련인데, 그런 현상이 없어진다.

③ 동물 실험의 경우, 쌀보다 혼식이 생존일수가 길다.

④ 점성(粘性)이 적어 위에 주는 부담이 쌀밥보다 적다.

⑤ 쌀밥은 모르는 사이에 염분을 많이 취하게 되고, 이 염분의 과다 섭취로 심장과 신장을 약화시키고 있는데, 보리는 이러한 폐해가 한결 적다.

⑥ 쌀은 섬유가 적어 장의 운동이 현저히 저하되고 변비의 원인이 되고 있는데, 보리는 장 운동 등을 보다 활발히 유발한다.

⑦ 쌀은 산성이 높은 데 비해 보리는 알칼리성이어서 산성이 주는 피해를 중화시킨다.

빈혈증의 특효약 당근

당근은 영양가가 높은 근채(根菜)이다. 빈혈증에 생당근을 갈아서 계속 먹으면 대단히 효과가 좋다. 당근씨는 신장병에 유효하고 이뇨제로도 쓰이며 부종을 없애주기도 한다.

《약용식물》에는 다음과 같이 씌어 있다. 「당근 1개와 사과 1개를 껍질째 강판에 갈아서 즙을 내어 꿀을 조금 넣어 매일 아침 한 잔씩 마시면 원기가 나고 몸이 더워진다. 당근씨 12g을 물 3홉에 달여서 1일 3회씩 분음하면 신장염·이뇨·수종·구충 등에 효과가 있다. 그리고 화상에 당근 즙을 바르면 좋다」

또 《식물료병(食物療病)》에는 「당근은 능히 담(痰)을 제하고 적체를 다스린다. 약을 먹는 사람은 기식(忌食)한다」고 기록되어 있다.

정혈제에 특효 있는 상치

민간에서는 상치를 먹으면 잠이 많이 온다고 하여, 입맛이 없을 때 먹으면 구미를 돋운다고 믿고 있다.

《약용식물사전》에는 「상치는 불면증·빈혈증·디프테리아·신경과민 등에 생식하면 효과가 좋으며, 또 일반적으로 정혈제로서의 특효가 있다. 기타 타박상 환부에 생잎을 짓찧어서 즙을 내어 바르면 효과가 있다」고 적혀 있다.

또 《본초》에는 「상치는 근육과 뼈를 보하고 오장을 통리(通利)케 한다. 경맥(經脈)을 통하고 치아를 희게 하며 뱀에 물린 독을 다스린다. 그리고 상치 뿌리는 백리(白痢)를 다스린다」고 씌어 있다.

228

해열의 선약 파

《약용식물사전》에 의하면 「감기에 걸리면 파의 흰 줄기를 잘게 썰어 맹탕에 넣었다가 잠자기 전에 마시면 아주 효과가 좋고, 신경 쇠약증 환자는 생파에 된장을 찍어 항상 먹으면 효과가 있고, 절상(切傷)에는 파를 볶아 즙을 내어 바르면 효과가 있다. 기타 신경통·대하증·십이지장충·고환염·불면증·류머티스·회충 구제 등에도 응용하면 효과가 있다. 파에는 휘발성 즙이 함유되어 있어 신경을 자극하여 소화액 분비를 촉진시키며, 또 소화기의 기생충 발생을 예방하기도 하고 그 밖에 뇌의 건장제(健壯劑)로서도 특효가 있다」고 한다.

거담제로서의 도라지

도라지는 한방에서 진해·거담제로 쓰이고 있다. 뿌리를 쌀뜨물에 담가두었다가 썰어서 볶아 쓴다.

《약용식물사전》에서 약용을 간추려 보면 「도라지 뿌리는 거담약으로서 호흡기 질환에 쓰이는데, 1일 8~10g 가량 달여서 복용한다. 도라지 뿌리의 거담 약효는 세네가(Senega) 뿌리의 약 2배 이상 강하며, 독성(부작용)은 세네가 뿌리와 거의 비슷하다고 한다. 거담약으로서는 가장 우수한 것이나 독성이 있으므로 많이 먹어서는 안 된다. 신약으로 프라지코찐·후수톨·감파놀·카마린·말코혼(이상은 일본 제약) 등의 진해 거담 신약은 어느 것이나 도라지 뿌리의 제제(製劑)이다」라고 씌어 있다.

또 《본초》의 약용에는 「도라지는 성질이 미온하고 맛은 쓰며 소독이 있다. 천식을 다스리고 모든 기를 내리며 인후통과 흉협통, 그리고 그 밖의 모든 통증을 다스린다. 또 충독(蟲毒)을 없애기도 한다」고 씌어 있다.

도라지는 우리의 식생활과는 특히 관계가 깊다. 아주 옛날부터 명절이나 잔치상에 도라지가 한몫을 보고 있다. 그러나 식품으로서의 영양 가치는 별로 없다.

정력강장제로 쓰이는 달래

달래는 지방에 따라 꿀마늘·달롱개 등으로도 불린다. 한방명(漢方名)으로는 마늘 모양과 비슷하다고 하여 들마늘, 즉 야산(野蒜)이라고 한다. 옛날부터 민간에서는 달래를 먹으면 잠이 오고 정력을 돕는 것으로 알려져 있다.

《약용식물사전》에는 「달래는 장(臟)·카다르·위암·불면증 및 보혈약으로 건초를 달여 마시면 유효하며, 또 독충에 물렸을 때도 뿌리와 줄기를 짓이겨 국소에 붙이면 해독이 된다. 또 이것은 밀가루에 반죽하여 타박상의 국소에 붙이면 아주 잘 낫는다. 또 인경을 태워서 종기에 붙이면 부은 것이 빠지고 지통 효과가 있다」고 씌어 있다.

《약초의 지식》이라는 책에는 「정력증진·보건음료로서 인경과 수염 뿌리를 함께 물에 씻어 소주에 담가 15일쯤 후에 하루 조금씩 마신다. 식도암·자궁 출혈·월경 불통에 생뿌리를 먹든가 태워서 먹는다」고 적혀 있다.

한방에서는 특히 자궁 출혈·월경 불통에 달래가 많이 응용된다. 《속방(俗方)》에는 「달래는 성미(性味)와 약용이 마늘과 같다. 복수(腹水)에 달래 뿌리를 짓이겨 발바닥에 붙이면 효과가 있다. 달래는 여성들이 많이 먹는 것이 좋다」고 씌어 있다.

찜질의 명약 겨자

겨자는 민간약으로 많이 쓰이는 식물인데, 약용되는 부분은 주로 씨이다. 씨는 가루로 만들어 찜질약으로 많이 쓰이고 있다.

겨자 찜질은 겨자 가루를 물에 개어서 된장처럼 만들어 헝겊이나 질긴 종이 위에 바르고 거즈를 펴서 환부에 붙이는데, 폐염 등 여러 가지 병에 응용된다.

《본초》에는 「겨자는 신(腎)을 보하고 귀와 눈을 밝게 해주며 기침을 그치게 한다. 기(氣)를 내리게 하고 속을 데우며 두풍(頭風)을 없앤다. 그리고 모든 채독을 없앤다. 겨자에는 황개(黃芥)·백개(白芥)·자개(紫芥) 등이 있는데 황개는 나물로 하여 먹고 백개는 약에 쓰인다. 씨는 종기·마비·어혈(瘀血)·요통·신랭(腎冷)·심통(心痛-심장내막염)을 다스린다. 씨를 볶아서 가루로 하여 장(醬)을 만들어 먹으면 오장을 통리한다. 백개는 냉을 다스려 오장을 편하게 한다」고 적혀 있다.

종기의 명약 쇠비름

《약용식물사전》에 의하면 「쇠비름 잎을 말려서 달여 마시면 모든 악창·고환염·변비·요도증·임질병 등에 효과가 있고, 또 옴이나 독충에 물린 데에 생잎을 짓찧어 즙을 내어 바르고 동시에 잎을 달여 즙을 2~3번 복용하면 효과가 있으며, 해열제로서 달여 마셔도 효과가 있다」고 한다.

《본초》에는 「쇠비름은 모든 악창을 다스리고 대소변을 통리한다. 갈증을 덜어주고 모든 충(기생충)을 죽인다. 약에 넣을 때는 줄기와 마디는 버리고 잎만 쓴다. 쇠비름 씨는 청맹(靑盲)과 눈병을 다스리는데, 가루를 내어 물에 타서 마신다」고 나와 있다.

또 《본초비요》에는 다음과 같이 적혀 있다. 「쇠비름은 나쁜 피를 흩어버리고 독을 푼다. 풍을 없애고 충(기생충)을 죽인다. 그리고 임질과 이질을 다스린다. 악창에는 태워 재를 고약처럼 달여서 바른다. 소아 단독

(小兒丹毒)에는 즙을 내어 먹이고 또 발라주기도 한다. 장(臟)을 이(利)하게 하고 산(産)을 활(滑)하게 한다. 잎은 말이[馬齒]와 같은데, 크고 작은 두 가지의 종류가 있다. 그중 작은 종류 것이 약으로 쓰이는데, 줄기를 버리고 쓴다. 해어(海魚)와 같이 먹는 것은 꺼린다」

강정제로 이용되는 컴프리

컴프리는 높이 1~1.5m의 다년생 심근초로서 외형으로 보아서는 담배 잎과 비슷한데, 잎의 크기가 80~90cm나 되는 것도 있다.

일본의 오야쯔기 박사는 컴프리 잎의 실용효과에 대하여 "20세기의 기적의 풀 컴프리를 자가재배하여 상식하는 사람이 늘어가고 있다. 또 컴프리의 잎을 진공 동결(眞空凍結)로 건조·분말한 것을 매일 먹는 사람도 많아졌다. 이것은 컴프리의 영양성분이 뛰어나고, 상용하면 실제로 명백한 효과가 있기 때문이다. 오랜 빈혈·냉증·당뇨병·위장장애·간장병 등으로 노심하고 있던 사람들이 컴프리를 상용하고 나서 좋아졌다는 예가 많으며, 한번 쓰게 되면 끊을 수가 없다"고 말한다.

그리고 컴프리의 뿌리가 지니고 있는 강정효과에 대해서도 오야쯔기 박사는 "컴프리는 잎보다도 뿌리에 비타민 B1·B2와 칼슘 함유량이 많고 겔마늄 등의 미네랄도 들어 있어 마치 한국 인삼의 성분과 비슷한데, 특히 남성의 강정·강장에 큰 효과가 있다. 컴프리의 뿌리를 정제·분말하여 복용했더니 수주일 후에 성불능이 회복되고 성적 능력이 배증되었다고 말하는 사람이 많다. 컴프리를 사용하더라도 별로 피로를 느끼지 못했다"고 덧붙였다.

60년대 이후에 등장한 컴프리는 원래 중근동(中近東)의 목초로써 그 생장이 빠른 것이 특징이다. 그것이 영국에서 '기적의 풀'로 선전되자 몇 년 만에 세계 각국에 보급되어 야채 대용으로써 식용화되기에 이르렀다.

정장제(整腸劑)로 이용되는 칡

옛날에는 칡의 어린잎을 식용했으나 지금은 거의 식용을 하지 않는다. 뿌리에서 취한 갈분은 주로 조리용·풀용으로 쓰이며 또 떡도 해먹는다.

《약이 되는 식물》에 의하면 「칡의 약이 되는 부분은 주로 뿌리이나, 꽃을 쓰는 경우도 있다. 주로 발한·해열제로 응용되며, 술 중독·절상·지혈 등에도 응용된다. 감기로 오한이 나고 땀이 없을 때, 또는 내열(內熱)이 있어 팔다리·어깨·수근(首筋)이 뻐근할 때, 발한·해열제로서 갈근탕을 쓴다」고 한다.

《약용식물사전》에는 「칡은 한방에서는 중요한 발한·해열·청량약으로 쓰이고 있다. 전분을 열탕에 풀어 복용하면 강장제가 되며, 뿌리를 가루로 만들어 먹으면 부인의 하혈, 또 열병에 쓰면 구갈(口渴)을 없애고, 구토·두통을 없앤다고 한다. 민간약으로는 뿌리와 꽃을 함께 달여 마시며, 술 중독 그리고 기타의 중독에 효과가 있다」고 나와 있다.

또 《본초》에는 「칡뿌리는 두통과 풍독을 다스리고 발한·주독을 푼다. 번갈을 멎게 하고 위를 열어주면 흉격의 열을 다스린다. 그리고 소장을 통하고 장을 다스린다. 5월 5일에 채취하여 말려 쓰는데, 땅 속 깊이 들어간 것이 더욱 좋다. 생뿌리는 악혈을 파하고, 창을 아물게 하며 신열·소변이 붉은 것 등을 다스린다. 생뿌리를 짓찧어 즙을 내어 마시면 소갈과 위열을 다스린다. 갈곡(葛穀-씨)은 10년의 하리(下痢)를 다스린다. 잎은 부스럼에 짓찧어 붙인다. 가루(전분)는 번갈이를 멎게 하고, 대소변을 이롭게 하며, 소아의 열병을 다스린다」고 적혀 있다.

약용으로 널리 쓰이는 생강

향료·조리용으로 많이 쓰이는 생강은 과자의 향미(香味)로서 진저에
일·진저비 등 음료 제조원료에도 쓰이고 있다.

약용으로서의 생강에 대해서 《약용식물사전》은 다음과 같이 적고 있
다. 「생강은 방향(芳香) 건위제로 되며, 생강 시럽·생강 씽키 등의 제조
원료로 된다. 한방에서는 건위·진통제·해소·복통·냉증·중서(中暑)·곽란
등에 이용되고 있다. 건강은 구풍(驅風)·소화제로서 심기(心氣)를 통하고
양(陽)을 돋우며 오장육부의 냉을 제거하는 데 쓴다」

그리고 《본초》에는 「생강은 담(痰)을 제거하고 기(氣)를 내린다. 구토
를 그치게 하고 풍한과 기습을 제거하며 천식을 다스린다. 성질은 온(溫)
하나 껍질은 한(寒)하므로, 열하게 쓰는 것은 껍질을 버리고 냉하게 쓰
는 것은 껍질째 쓴다. 많이 먹지 말 것이며, 밤에는 먹지 않는 것이 좋다.
8~9월(음력)에 많이 먹으면 봄에 가서 눈병을 일으키며, 장수를 감하고
근력을 약하게 만든다」고 기록되어 있다.

또 《본초비요》에는 「생강은 맵고 온하며 한을 물리친다. 폐기(肺氣)를
돕고, 위를 고르게 한다. 상한(傷寒)과 두통·상풍(傷風)·비색(鼻塞) 등을 다
스린다. 중풍·중서·중독 등에 생강즙을 내어 아이 오줌에 혼합하여 마
시면 효과가 있다. 비통(痺痛)에는 생강을 짓찧어 아교와 함께 끓여서 붙
인다. 종기가 난 사람은 먹지 말라. 그리고 생강 껍질은 부종을 다스린
다」고 씌어 있고, 《탕액(湯液)》에는 「생강은 반하(半夏)·남성(南星)·후박
(厚朴) 등의 독을 없애고, 구토와 위경련을 다스리는 성약(聖藥)이다」라고
나와 있다.

정력강장제로 이용되는 연(蓮)

연은 수련과에 속하는 다년생 수생(水生) 식물로서, 인도와 이집트가 원산지이다. 지하경은 비대하고 잎인 원순형으로, 그 아름다움은 종교적으로 신성시되어 왔다.

어린잎은 데쳐서 쌈으로 먹으며, 씨는 연밥이라 하여 한방에서 강장 자양제로 쓰고 있다. 그리고 뿌리에는 전분과 각종 염기가 함유되어 있으며, 무기질로서는 갈리가 전체 회분의 40% 정도를 차지하고, 산과 비타민 C가 들어 있다.

연을 수련(睡蓮)이라고도 부르는 것을 연꽃이 낮에만 피었다가 밤에는 오므리고 잠을 자는 것 같다 해서 붙여진 이름이다. 그런데 이 수련에 얽힌 전설이 한 토막 있다.

옛날에 예쁜 딸 3자매를 둔 여신이 있었다. 어느날 어머니가 딸에게 희망을 물은즉 큰딸은 물을 지킬 것을 원하고, 둘째딸은 물을 떠나지 않고 신의 섭리대로 하겠다고 말하고, 막내딸은 신과 부모님의 명하시는 대로 하겠다고 대답했다. 그래서 어머니는 막내딸에게는 소원대로 잔잔한 호수의 여신으로 만들어주었는데, 여신이 된 막내딸은 여름만 되면 예쁘게 단장하고 수련꽃으로 피어났다는 이야기이다. 그래서 이 꽃에는 물의 요정(Water Nymphea)이라는 이름이 붙여졌는데, 결백(潔白)을 뜻한다고 한다.

《약초지식》에는 연의 약효에 대하여 다음과 같이 적고 있다.

① 악성 신장염에 연절(蓮節) 2돈, 숙 2돈을 한데 달여 복용한다.

② 각혈이나 또는 모든 기침에 연절을 썰어서 달여 마신다.

③ 종기에는 연잎을 태워 밥에 개어서 붙인다.

④ 야뇨증에 연잎 1돈, 감초 2돈을 1일량으로 달여 마신다.

⑤ 대하증·통경(通經)에 연씨를 달여 마신다.

⑥ 재채기에 연씨를 태워 물에 타서 마신다.

⑦ 모든 치질에 연잎과 무화과 잎을 같은 양으로 달여 마신다.

또 《본초》에는 「연씨는 기력을 기르고 백병(百病)을 없앤다. 오장을 보하고 갈증을 없애며 이질을 다스린다. 심신을 편하게 하고 많이 먹으면 상쾌하다. 생으로 먹으면 헛배가 불러지므로 쪄서 먹어야 한다. 연즙은 토혈을 그치게 하고 어혈을 흩어버린다. 생식하면 곽란 후의 허갈을 다스리며 쪄서 먹으면 오장을 크게 보한다. 하초(下焦)를 맑게 하면, 밀과 함께 먹으면 배에 살이 찌고 충이 생기지 않는다. 번(煩)은 없애고 설사를 그치게 한다」고 씌어 있다.

오장을 보온하는 부추

부추에는 비타민 A·B1·C가 들어 있고, 단백질도 조금 들어 있다. 그 밖에 유황 함유량이 많고, 철분도 다른 채소에 비해 많은 편이다.

부추는 대·소장을 보하는 효과가 있으며, 음식물에 체하여 설사를 할 때 부추된장국을 끓여 먹으면 신기하게 멎는다.

《약용식물사전》에는 「부추는 보온의 성질이 있으므로 냉성(冷性)인 사람이 조금씩 상식하면 체온을 유지하는 효과가 있으며, 또 줄거리를 식용하면 설사를 그치게 하는 특효가 있다. 비혈(鼻血)·토혈에도 효과가 있다」고 적혀 있다.

《본초》에도 「부추는 오장을 편하게 하고 위 속의 열을 없애며 허(虛)를 보한다. 허리·무릎을 온하게 하며 흉비를 다스린다. 채소 중에서 이것이 가장 온하고 보익하니 생식하면 좋다. 그러나 맛이 맵고 냄새가 나서 수양하는 사람은 꺼린다. 부추씨는 몽설(夢泄) 요백(尿白)을 다스리고,

허리와 무릎을 은하게 하고, 정활(精滑)조루증을 다스리며 극히 좋다. 약
간 볶아서 약용한다」고 기록돼 있다.

제5장
미용과 건강

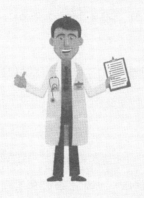

1. 매력적인 여성이 되는 길

매력의 키포인트

매력적인 여성이라 함은 여성다움이 넘쳐 있어야 한다는 말이다. 이것은 곧 여성으로서 몸과 마음이 함께 건강해야 하며 그 위에 교양과 미용이 더하여 나이와 함께 그것을 높여갈 줄 아는 사람이어야 한다는 말이다.

그러면 매력의 구체적인 키포인트는 무엇인가에 대해 살펴보기로 하자.

1) 청결감

손질이 되어 있는 머리(유행을 따른 것이 아니더라도). 손질이 되어 있는 피부(반드시 화장을 하지 않아도), 그리고 특히 의복의 깃이나 소매끝의 청결감은 무엇보다 그 사람의 깨끗한 매력을 느끼게 한다.

2) 명랑성

밝고 조용한 마음을 갖도록 자기 자신의 수련을 쌓는 것이 중요하다. 미용상으로도 밝은 치장을 하도록 유의하는 것이 바람직하다.

3) 지성

학력에 관계없이 언제나 지성을 높이려는 노력은 그 사람의 매력을 더해준다. 내면적으로 자신의 수양을 쌓는 것이 중요하며, 그 지성이 미용에 반영되고 또 자신의 개성을 만들어서 조화있는 아름다움을 창조해야 한다.

4) 눈과 입

'눈은 마음의 창'이라든가 '눈은 입과 같이 말을 한다'고 예부터 일러 왔듯이 그만큼 눈은 그 사람의 인상을 깊게 한다.

반드시 미인이 아니더라도 밝고 건강하게 그리고 아름다운 마음을 반영할 수 있는 눈은 매력이 있다. 이것은 물론 따뜻하고 고운 마음 그리고 신체적인 건강과 미용을 더함으로써 매력은 보다 커질 수 있을 것이다. 겉보기에 아름다운 눈도 피로가 겹쳐 충혈이 되면 보기 싫으니 안으로는 비타민의 보급, 그리고 밖으로는 봉산수 찜질로 빨리 회복해야 할 것이다.

그리고 여성에 있어 매력을 발휘하는 데가 입인데, 입의 대소와 입술의 두께 등은 문제가 안 된다. 항상 입가를 청결하게 하는 것이 중요하며, 루즈 선택도 피부색을 기초로 하여 건강한 색조를 고르고, 의상과의 조화를 생각하는 것도 중요하다.

5) 손과 다리

얼굴을 아름답게 보이게 하려는 욕망은 여성들의 멋내기 중에서 제1을 차지하고 있다. 그러나 여성의 매력 중에 손이나 다리가 차지하고 있는 비중이 크다는 것도 잊어서는 안 된다.

피부를 아름답게 하려면

아름다운 피부를 만들려면 여러 가지 미안법(美顔法)도 중요하지만 동시에 신체의 건강과 영양에 주의하지 않으면 안 된다.

가령 소화기 계통의 위장병이 있을 때는 얼굴에 무언가 나기 쉽고 간장이 나쁠 때는 기미가 나기 쉽다.

피부를 위한 영양으로서 가장 중요한 것은 단백질인데, 세끼 식사에서 없어서는 안 될 영양소이다. 또 칼륨(야채나 감자)이나 칼슘(멸치 등) 등도 섭취해야 한다.

비타민 종류로는 비타민 A는 목이나 코의 점막을 강하게 할 뿐만 아니라 상피 조직성 비타민이라고 하여 아름다운 피부를 만드는데 없어서는 안 될 요소이다. 비타민 C는 일명 젊어지는 비타민이라고 하며, 콜라겐의 원료가 된다. 콜라겐은 세포와 세포를 연결하는 물질로서, 이것이 없으면 몸의 조직이 흐트러져서 뼈가 부스러지기 쉽다.

화장을 예쁘게 하기 위해서는 우선 그 밑바탕이 되는 피부의 상태를 잘 갖추어두는 것이 중요하다. 그렇지 못한 경우에는 화장이 잘 먹지 않는다.

피부를 더럽게 하는 가공식품

가공식품은 여간 주의하지 않으면 소중한 살갗을 망치고 만다. 그 원인은 거의가 식품 첨가물에 의한 간장기능의 저하 때문이다. 간장의 기능이 저하됨으로써 간장의 중요한 활동 중의 하나인 해독(解毒)작용이 약해지고, 따라서 피부 표면에 기미나 여드름이 나는 것이다.

기미를 없애주는 자연식

고급 화장품이나 의약품보다도 자연식을 잘 조리해서 먹는 것이 기미를 없애는 데 얼마나 중요한 것인지 모른다. 그런 뜻에서 조리사야말로 미용사 이상의 미용사라고 할 수 있다. 부자연한 생활에 의해 생긴 거친 살결은 리드미컬한 자연의 생활로 돌아왔을 때 보기좋게 회복되는 것이다.

피부를 곱게 하는 야채

구미 각국에서는 손님들에게 과일이나 야채를 중심으로 메뉴를 작성해서 대접하는 베지테리언 레스토랑이라는 것이 많다. 이것은 말할 것도 없이 영양 과도에 따른 불건강을 회복하기 위한 생활의 지혜에서 나온 것이다.

특히 사춘기에 지방성 살갗이 되든가 여드름 등으로 고통을 받는 사람들이 많은데, 그중에서는 틈나는 대로 여드름을 쥐어짠다든지해서 아름다운 피부를 보기 흉한 귤껍질로 만들어버리는 경우가 많다. 그러나 여드름 같은 것은 쥐어짜서는 절대 안 된다. 이제부터라도 과일이나 야채를 섭취해서 살갗을 보전하도록 하자.

단 것은 피하고 싱겁게

미용에서 단 것이 나쁜 이유는 다음과 같이 요약될 수 있다.

① 당분이 지방으로 변해 피하 지방으로 저장되기 때문에 비만체가 되기 쉽다.

② 당분의 대사(代謝)에는 다량의 비타민 B1·B2가 이용되므로 변비증이나 피부가 거칠어진다.

③ 피지방(皮脂肪) 분비량이 늘어 화장이 잘 안 된다.

④ 피부의 수분량이 많아져서 과민성이 된다.

⑤ 유해산 산(酸)이 생기기 때문에 혈액 속의 칼슘을 감소케 함으로써 살갗이 과민성이 된다.

따라서 요리를 할 때 아무래도 감기(단맛)가 필요한 때는 백설탕보다 흑설탕이나 꿀 등을 소량 섞어서 맛을 내도록 하는 것이 바람직하다.

화장 얼루기를 고치는 정어리

일반적으로 여성의 경우 <야윈형>과 <허약형>은 화장품이나 의약품 등에 민감한 반응을 보인다. 이것은 한마디로 말해서 모두 신체세포의 영양부족에서 오는 현상이다.

이러한 살갗의 민감성은 혈액을 약알칼리성으로 유지하게 하는 식품을 취함과 동시에 칼슘을 보충하는 것이 효과적이다. 그러면 화장의 얼루기도 자취를 감추고 말 것이다.

피부를 검게 하는 흰 빵

흰 빵이나 카스텔라를 먹었을 때 보통은 잘 느끼지 못하나 입 속이 점점 써지는 경우가 있다. 또 가공식품을 전혀 양념을 하지 않고 그대로 잘 씹어보면 놀랄 만큼 쓴 맛이 난다.

소시지에는 아초산 나트륨 등이 들어 있어 소시지의 빨간 빛깔이 지워지지 않게 하고, 흰 빵에는 밀가루를 표백하는 과산화 벤졸이 쓰인다. 이러한 약품은 어느 것이나 강한 독성을 가지고 있어 간장의 기능을 저하시키고, 따라서 살갗을 거칠고 검게 만드는 것이다.

머리카락을 윤택하게 하는 김·미역

삼면이 바다이고 사계절이 뚜렷한 우리나라는 계절에 따라 과일·야채·해조류를 많이 구할 수 있다. 이러한 자연계의 식품에는 다량의 효소 비타민류가 함유되어 있다. 비록 미량일지라도 인공적인 효소나 비타민류는 미치지 못할 이상한 활동력을 가지고 있다. 그중에서도 특히 김과 미역은 머리카락을 윤택하게 해주는 신비한 힘을 가지고 있다.

생리 때는 이렇게

여성의 생리는 남성에게는 없는 여러 가지 변화를 가져온다. 따라서 이러한 생리현상을 사전에 잘 알아서 대처하는 것이야말로 건강미를 위한 매우 중요한 일이라 하지 않을 수 없다.

생리 중 식사 포인트는 <4가지 타입별 식사법>을 참고하기 바란다.

<4가지 타입별 식사법>

	먹어서 좋은 식품	먹어서 나쁜 식품
살이 단단한 비만형	신 음식·매실·조개류·달걀 흰자위·아지·게·팥·녹색 야채·흰색 야채·콩나물	지방질이 많은 고기나 생선·새우·달걀 노른자위·버터·치즈·초콜릿 같은 단 것·파
살이 무른 비만형	신 음식·매실·조개류·달걀 반숙·새우·버섯·검은 참깨·검은 콩·콩팥·당근·야채 튀긴 것	오징어·문어·날계란·냉우유·귤·감·짙은 양념의 음식·생야채·수분이 많은 식품·향신료·새우·파·양파·초콜릿·알코올의 과음·커피·그 밖에 자극성이 많은 음식
야윈형	조개류·달걀 반숙·고기류·생선류·게·오징어·두부·팥·해조류·감자·무·시금치·캐비지·토마토·고구마·당근·배추	
허약형	조개류·치즈·버터·육류·꿀·생선류·물고기·뱀장어·달걀 반숙·향신료·식전술[酒]·튀긴 야채·팥·콩·당근·검은 참깨	신것·매실·날달걀·오징어·문어·곤약·죽순·생야채·토마토·냉우유·그 밖에 몸이 차지기 쉬운 음식

다만 일반적으로 살이 단단한 비만형과 야윈형은 신체의 신진대사를 높여주는 식품이나 야채 샐러드를 많이 먹고 단 것은 굴을 섭취하는 것이 좋다. 그러나 몸이 차가워지지 않도록 유의해야 할 것이다.

한편 살이 무른 비만형은 혈액순환을 촉진시키기 위해 특히 파와 생강이 든 요리를 취하도록 한다.

허약형은 여성에게 가장 많은 타입인데, 특히 다음 사항에 유의해야 한다.

이 타입은 일반적으로 몸이 약하기 때문에 소화가 잘되는 식품을 보급하지 않으면 안 된다. 야채 같은 것은 기름에 볶거나 쪄서 불기를 쥔 것이 좋다. 특히 생강은 흥분 작용도 적고 몸을 따뜻하게 하므로 메뉴 작성에 많이 이용된다.

생리 전에는 몸을 따뜻하게 하는 데 중점을 두고 생강·파·식물성 기름·소량의 알코올 등을 사용하는 조리를 연구해보는 것이 좋다. 또 생리 중에는 다량의 출혈로 피로감이 커지므로 피로회복과 조혈에 좋은 뱀장어·당근 등을 많이 섭취하도록 한다.

생리 후에는 정상적인 몸으로 빨리 회복하기 위해 야채·고기볶음·물두부 등으로 몸을 덥히고, 정신적 피로를 없애기 위해 조개류를 많이 먹도록 한다.

꿀은 최고의 미용식

식품으로서 매우 훌륭한 특징을 가지고 있는 벌꿀은 예부터 화장품으로서도 이용되고 있는데 거의 모두가 경험을 통한 생활의 지혜이다. 특히 화장할 때나 세수할 때 병용하는 것도 살갗을 윤나게 하는 데 효과가 있다.

벌꿀을 사용하면 피부가 왜 고와지는가는 여러 가지 이유를 생각할 수 있겠으나, 꿀 성분 중 효소가 큰 역할을 하는 것으로 보인다.

과물(果物)을 씻는 데 중성세제는 금물

중성세제는 더러움을 씻어내는 작용이 큰 반면 다음과 같은 결점도 있다는 사실을 잊어서는 안 될 것이다.

① 피지막(皮脂膜)을 없애고 손을 거칠게 한다.

② 거품을 씻기 힘들다.

③ 씻은 물이 흙 속으로 스며든다.

과일이나 야채 등을 씻기 위해 중성세제를 사용하면 손이 보송보송해지며 거칠어진다. 그러므로 야채나 식기를 닦을 때는 수돗물이나 끓인 물을 쓰는 것이 현명하다.

비만 해소의 핵심은 현미식

비만 추방의 성공 여부는 끈기에 달려 있다. 그리고 비만의 위험성을 어느 정도 이해하고 있는가. 비만 상태에서 벗어나기를 어느 정도 갈망하고 있는가. 그리고 지속적인 식사요법 여부에 달려 있다.

이중에서도 식사요법을 올바르게 실행하는 것이 가장 중요하다. 비만을 치료하기 위한 식생활 원칙은 다음과 같다.

① 현미 중심의 식사를 할 것.

② 아침을 거르고 하루 2식(食) 할 것.

③ 철저히 씹어먹을 것.

영양의 균형을 잡기 위해서는 현미 중심의 식사가 제일 중요하다. 원래 사람은 곡채식(穀菜食)을 하도록 되어 있는 동물이다. 따라서 곡식을 중심으로 하는 식사가 인간의 신체기능에 가장적합하다.

육류 중심의 식생활은 결코 정상이 아니다. 육식은 인간 본래의 생리에서 보면 부자연스런 식생활이지만 오랜 세월 동안 계속되면서 익숙해진 것뿐이다. 그러나 육식을 해온 사람도 곡채식으로 식사습관을 전환하면 심신의 활동상태가 매우 좋게 될 수 있다.

특히 동양 사람들은 자연조건의 혜택을 받아 곡채식을 많이 할 수 있었던 행복한 민족이다. 그런데 현대 서양 영양학이 도입되면서 옛날의 '참 영양학'은 점차 퇴색하고 말았다. 그 결과 곡식을 주식으로 하는 것이 상류계층인 양 행세해 왔다. 그러나 이것은 완전히 잘못된 것이다. 우리 조상들은 곡식 중심의 식생활을 해온 결과 성인병도 없었고 오늘날 자손들도 비교적 건강한 것이다.

곡식 중에서도 가장 중요한 것은 현미다. 백미는 참된 의미의 쌀이 아니다. 현미에는 비타민 A, B1, B2, B12, 니코틴산, 판토텐산, 엽산, 프로비타민 C, 비타민 E, 미네랄, 조(組)지방, 조(組)단백 등의 건강 유효성분이 듬뿍 들어 있다. 바로 이 유효성분들의 종합적인 작용에 의해 몸 전체가 균형을 잡게 된다. 따라서 항상 현미를 주식으로 먹을 필요가 있다.

비만의 원인은 많다. 그러나 가장 큰 원인은 현미 중심의 식생활을 하지 않는 데 있다. 몸의 균형을 유지해주는 현미식을 하지 않기 때문에 신체적 장해가 생기는 것이다. 아무튼 비만 해소의 핵심은 현미식을 하는 것이다.

비만 해소는 1일 2식으로

아침을 거르고 점심과 저녁만 먹는 것은 위장의 과로를 제거함과 동시에 고통없이 효과적으로 감식하는 가장 좋은 방법이다. 그러기 위해서는 무엇보다도 중요한 것은 위장기능을 건강하게 하는 것이다. 위장기능이 되살아나면 필연적으로 피도 깨끗해지고, 다른 조직의 기능도 정상화 한다.

위장기능을 건강하게 하려면 위장을 쉬게 하는 것이 가장 중요하다. 위장을 효과적으로 쉬게 하려면 식사량을 줄여야 하는데, 식사량을 무리없이 줄이려는 식사 간격을 되도록 길게 잡아야 한다. 그러나 필요한 영양분은 충분히 보급해야 한다. 그런 여러 점을 생각해 볼 때 실제적으로 가장 큰 효과를 얻기 위해서는 1일 2식 현미식을 해야 한다.

아침은 정신이 맑아야 한다. 전날 밤에 쌓인 노폐물을 배설하여 위장 기능을 최고의 컨디션을 회복해두는 것이 최고 비결이다. 하루의 활동 에너지는 전날 밤 수면 중 충분히 저장되었으므로 아침을 먹지 않아도 오전 중 일할 에너지가 고갈되는 일은 절대로 없다. 오히려 위장에 일을 시키지 않으므로 몸도 가벼워지고 머리도 개운해진다.

머리를 명석하게 하고 활동을 좋게 하려면 위장은 휴지 상태(休止狀態)에 있는 것이 바람직하다. 위장이 과중한 부담에 허덕이면 머리의 작용도 그만큼 둔하게 되고 만다. 1일 2식으로 위장의 과로를 방지하는 것은 머리의 활동을 좋게 하는 데에도 필요한 조건이다.

음식을 잘 씹어먹는 것이 비만 치료의 묘약

철저히 씹어먹는 것은 감식에 의한 공복감을 없애준다. 동시에 음식 중 유효성분의 흡수이용률을 높이고, 체질개선을 급피치로 진행시켜 비만 치료의 묘약이 된다.

지금의 식사내용도 충분히 씹어먹으면 반드시 비만 해소 효과를 볼 수 있다. 씹어먹는 것이 뚜렷한 효과를 내는 것은 첫째로 그만큼 소화작용이 원활하게 행해지기 때문이다. 잘 씹으면 음식이 소화액의 작용을 받기 쉬운 상태가 되고 위장의 부담도 크게 줄어든다. 그렇게 되면 조혈 기능(造血機能)도 왕성하게 되고 혈액도 정상화한다.

또한 식사내용을 현미·채식 중심으로 바꾸면 씹어먹는 것에 의한 효과는 비약적으로 증대한다. 현미를 철저히 씹어먹으면 위암이 나을 정도의 효과를 본다고 한다. 이것은 현미를 씹어먹으면 위암이 나을 정도의 효과를 본다고 한다. 이것은 현미를 충분히 씹어 침과 잘 섞이면 장안의 박테리아나 효소의 활동이 왕성해지기 때문이다. 그 결과 현미의 유효성분이 최대한 활용된다. 그러나 현미밥을 그냥 흘려 넣어서는 안 되고 철저히 씹어먹어야 한다. 즉 입 안에서 음식을 죽 모양을 만들어 장으로 보내는 것이 중요하다.

충분히 씹으면 상당히 적은 식사량으로도 만복감을 느끼므로 자연히 감식이 된다. 거기에 덧붙여 현미의 참맛을 몸이 기억하므로 불건강식품(고기, 계란, 우유, 백설탕, 화학조미료)은 자연히 싫어지게 된다. 그러므로 체질을 개선하여 절대적 건강을 얻으려면 현미·채식 중심의 식생활로 전환하지 않으면 안 된다.

비만을 해소하는 건강식품

건강을 증진하고 스태미나를 강화시키면서 비만을 근치하기 위해 절대로 뺄 수 없는 식품에는 다음과 같은 것이 있다.

1) 곡물

곡식 중에서도 우리나라 사람의 생리에 적합한 것은 현미다. 따라서 원칙적으로 주식은 현미밥으로 해야 한다. 그것은 완전한 모습의 한 알 한 알을 씹어먹는 것이 가장 효과적이기 때문이다. 때로는 현미 떡, 현미 가락국수, 현미 빵 등을 이용해도 좋고 현미 죽, 현미 수프도 좋다.

또한 현미 이외의 곡식을 현미에 섞어먹으면 체질개선 효과가 한층 높아진다. 특히 메밀, 율무, 수수, 피 등은 야성미가 특히 강한 곡식으로 조단백, 미네랄, 효소의 함유량이 많아 기초체력의 증강, 내한력(耐寒力)의 강화가 도모된다.

2) 채소

비닐하우스 채소 등 속성재배용이나 제철이 아닌 것은 피하고 자연환경 속에서 자란 채소를 이용해야 한다.

원칙적으로 뿌리채소·잎채소를 균형있게, 또 각종 채소를 골고루 섭취하는 것이 중요하다. 그러나 비만이라는 체질적 특성을 고려하면 되도록 뿌리채소와 색깔이 짙은 채소를 많이 섭취하는 것이 좋다. 그것이 기초체력을 저하시키지 않으면서 체중을 감량하는 비결이다.

또한 채소의 섭취방법을 연구하면 뛰어난 체질개선 효과를 얻을 수 있으므로 비만에 따르는 각종 장해를 조기에 해소할 수 있다.

예를 들어 고기·계란·우유 등 동물성 단백질을 많이 섭취해온 사람은 잎채소를 많이 섭취하는 것이 좋다. 특히 엽록소를 많이 포함한 푸른 잎 채소는 육식성 노폐물이나 몸 안에 붙어 있는 지방을 배설시킨다. 되도록 기름에 튀겨 유효성분을 충분히, 그리고 낭비하지 말고 섭취하는 것이 좋고, 주스를 만들어 마시는 것도 좋다.

그리고 그다지 동물성 단백질 식품을 취하지 않고 빵·과자·국수 등을 많이 먹는 사람은 뿌리채소(당근, 감자)를 적극적으로 먹는 것이 중요하다. 뿌리채소는 혈액순환이 나빠서 늘어진 조직을 따뜻하게 하고 긴장성을 갖게 하는 효과가 있다. 또한 몸 전체의 신진대사도 왕성해지므로 남아도는 지방분의 배설도 촉진된다.

3) 해초

해초에는 풍부한 미네랄이 들어 있어 정혈(精血)효과가 매우 크다. 특히 요오드는 갑상선 호르몬의 주체가 되어 비만을 치유하는데 매우 효과적이다. 또한 피를 건강한 약알칼리성으로 유지하고, 노폐물의 분해·배설을 촉진하므로 비만에 따른 고혈압·당뇨병·뇌졸중·심장병 등을 고치는 효과도 있다. 따라서 미역·김·다시마·녹미채를 매일 먹는 것이 좋다.

4) 어패

정어리·새우·오징어·문어·해삼·뱅어·조개·소라·전복·바지락·굴 등 어패류 중에서도 전체를 먹을 수 있는 소형의 것이 바람직하다.

어패류의 양은 채소의 1/2정도가 적당하다. 물론 고기·계란·우유와 같이 많은 독소를 발생시키지는 않지만 식물성 식품에 비하면 노폐물을 발생시키기 쉬우므로 과식을 피해야 한다.

노폐물을 적게 하는 방법은 소형 어패를 통째로 먹는 것이다. 그것은 뼈나 내장에 포함된 미네랄·비타민·효소 등이 충분히 보급되어 노폐물을 배설하기 때문이다.

5) 견과류

잣·호도·은행·깨 등에는 양질의 불포화지방산이 풍부해서 소량으로도 에너지가 많이 발생하고 위를 편안하게 하며 체력을 강화한다. 특히 깨는 뇌세포활동을 부활시키며, 신경기능을 활발하게 해서 조직을 탄력 있게 한다.

6) 콩류

콩류에는 조단백·조지방이 많고 특히 팥과 검정콩은 해독효과가 크므로 늘 현미와 섞어먹는 것이 좋다. 그런데 콩류는 고기 대용품으로 특별히 섭취하는 것보다 된장·청국장·두부 등으로 먹는 것이 바람직하다.

7) 식물성 기름

식물성 기름을 섭취하는 의미는 불포화지방산을 듬뿍 보급할 수 있다는 점에 있다. 그러나 시판되는 식물성 기름은 화학약제를 사용하고 있기 때문에 피해야 한다. 대신 참기름·콩기름 등 직접 짠 것을 먹는 것이 좋다. 이러한 식물성 기름은 지방대사를 정상화시켜 과잉 지방과 콜레스테롤을 제거하며, 비만과 고혈압·심장 장해도 방지할 수 있다.

이 밖에도 구기자·율무·질경이·결명자 등을 차로 끓여서 마시면 체질개선 효과를 얻을 수 있다.

뚱뚱한 원인과 마르기 위한 식사

뚱뚱한 원인은 필요이상의 열량을 섭취했기 때문이다. 그것은 체질이 그렇겠거니 하고 여기거나 또는 과식을 해서 그렇다고 생각하기 쉬운데, 이것은 잘못된 인식이다.

뚱뚱해지는 것은 먹는 음식의 질과 깊은 관계가 있다. 같은 100cal의 초콜릿이나 과자는 한 입에 먹을 수 있으나 오이나 수박의 경우에는 아무리 먹어도 100cal가 되기는 어렵다.

이렇게 생각해보면 높은 칼로리의 식품은 기름인데, 이것을 너무 먹는 것은 좋지 않다. 그러나 지방질을 섭취하지 않으면 금방 배가 고파지게 마련이다. 배가 고프면 군것질을 하게 되며 흔히 과자 같은 것을 먹게 되는데, 그것은 의외로 칼로리가 높다. 뚱뚱해지지 않으려고 채식을 하면서 군것질을 한다면 아무런 효과도 없는 것이다.

그러면 뚱뚱해진 사람, 몸무게를 줄이는 작업을 진행 중인 사람은 어떤 식사를 해야 하는가 식단의 예를 들어보기로 한다.

1) 식단의 보기

① 500cal의 식단

점심 : 밀빵 한 조각·라이어트 주스(사과·귤·캐비지·파슬리)

저녁 : 밥·두부·된장국·미역·곤약 찜·아지 소금구이·무채·시금치 나물

② 700cal의 식단

아침 : 밀 배아 넣은 밀크

점심 : 야채·토마토 1개·야구르트 1개

저녁 : 다시마국·미역·양파 샐러드·야채 섞은 생선튀김

③ 1000cal의 식단

아침 : 밀 배아 3순갈, 두부와 감자국·된장국·시금치·사과 반 개

점심 : 빵 한 조각·믹스 샐러드

저녁 : 밥·야채·토마토 1개·콩나물국

2) 마음껏 먹어도 살찌지 않는 식품

① 야채류 : 캐비지·무·시금치

② 과일류 : 사과·귤·배·딸기(단, 바나나와 말린 과일류는 피하는 것이 좋다)

③ 육류 : 쇠고기·물고기·양고기·기름기 뺀 돼지고기

④ 조개류 : 굴·바지락·전복·소라·갯조개

⑤ 해조류 : 다시마·미역·녹미채

⑥ 버섯류 : 싸리버섯·송이버섯

⑦ 콩류 : 두부 삶은 콩·콩·국·대두(大豆)

⑧ 우뭇가사리·곤약·식물유·샐러드유·참기름 등

마르는 원인과 뚱뚱해지기 위한 식사

1) 마르는 원인

마르는 원인은 다소 복잡하다. 병을 제외하고 뚱뚱해지지 않는 원인 으로는 다음과 같은 5가지가 있다.

① 식욕이 없어서 못 먹을 경우

② 위장이 약해서 배탈이 날 경우

③ 위하수(胃下垂)

④ 얼마든지 먹어도 뚱뚱해지지 않는 경우

⑤ 신경질로 마르는 경우

2) 조금만 먹어도 살찌는 식품

① 주식류 : 쌀밥·우동·국수·빵·떡

② 단 과자류와 사탕 : 케이크·양과자·초콜릿·사탕

③ 지방이 많은 육류·어류·버터·치즈

④ 알코올(정종·맥주·위스키)

⑤ 소스·마요네즈

⑥ 칼로리가 높은 과일류(바나나·건시)

⑦ 물고기의 간장조림

3) 편식과 빠른 식사는 살찐다

비만의 원인에는 여러 가지가 있지만 자칫 잊기 쉬운 것이 편식이나 빠른 식사다. 비만의 고민을 호소하는 사람 중에는 거의가 편식습관이 있는 사람들이다. 특히 야채 같은 것은 보기조차 싫다는 사람이 의외로 많다.

그리고 빠른 식사도 뚱뚱해지는 주원인 중의 하나다. 뚱뚱해진 여성은 빠른 식사습관이 있어 음식을 잘 씹지 않고 위 속으로 보낸다. 그래서 배가 차지 않으면 만족하지 않으므로 과식을 하게 되고, 그것이 비만의 원인이 되는 것이다.

뚱뚱해지는 것은 빨리 늙을 징조

여성의 비만증은 대단히 마이너스다. 비만이라는 것은 외관뿐만 아니라 의학적으로 큰 마이너스를 가져오고 있다. 미용면으로 보더라도 다한성(多汗性)·지방성(脂肪性)이 되어서 화장 얼룩이 되기 쉽고 아무리 정성껏 화장을 해도 여간해서는 아름답게 보이기가 어렵다.

또 뚱뚱하게 되면 많건 적건 고혈압증·심장병·간장병·어깨 쑤시는 것·신경통·당뇨병 따위의 병으로 고생하게 된다. 결국 뚱뚱한 여성은 20대일지라도 이미 육체적으로는 70대에 들어선 것이나 마찬가지의 결과가 되는 셈이다. 이러한 여성 비만의 원인은 거의가 과식과 운동부족에서 오는 것이다.

한방약으로 야위게 하려면

야위는 약을 잘못 씀으로 해서 호르몬 이상증 등 부작용을 일으켜 사회문제가 되었던 일이 있었다. 그 약은 동물의 갑상선 분말이 함유되어 있는 것으로서 효과가 큰 반면 부작용도 많았기 때문이다.

그것을 계속 복용하면 체내의 갑상선이 위축되어서, 약을 끊어도 호르몬을 만드는 작용이 악화되어 점액 수종(粘液水腫)이라는 병으로 매우 늙어 보이게 된다.

현재 약국에서 팔고 있는 야위는 약은 대개가 홍화유(紅花油)라는 기름 성분이다. 이 약 속에는 리놀산이라는 불포화지방산이 다량 포함되어 있어서 다른 영양소와 함께 에너지로서 작용하는 힘이 강하다. 또 리놀산 속에는 비타민 F가 많이 함유돼 있어 체내의 지방연소를 적극적으로 돕기 때문에 스마트하게 되는 것이다.

한방약의 야위는 약도 꽤 붐을 일으키고 있으나, 이것도 역시 체질이나 체형에 따라 어떤 약이 적당한 것인지 결정되는 것이므로 약을 쓸 때는 반드시 한방 전문가와 상의해야 한다.

한방에서 많이 쓰고 있는 것 중에는 살갗이 희고 뚱뚱한 경우에는 방기황기탕(防己黃耆湯), 살이 단단할 경우에는 방풍통성탕(防風通聖湯)이 쓰이고 있다.

그러나 어떤 약을 쓰더라도 반드시 뚱뚱해지는 원인을 하나하나 제거하지 않고서는 여간해서 효과를 얻을 수 없을 것이다.

※ 대황(大黃)을 막걸리에 담갔다가 찜통에 7번 쪄서 가루를 만들어 찻숟갈 한 술씩 하루 3번 복용.

변비는 비만의 근원

비만형인 사람은 대개 변이 굳고 변비가 되기 쉬운 사람이다. 그러므로 어떤 때는 불쑥 여드름이 나기도 하는데, 이런 때는 2~3일 동안 변비 증세가 있다는 것을 알 수 있다.

아무튼 변비는 미용에 있어서 최대의 적이다. 이런 때는 잠자기 전에 설사약을 먹고 장이나 자궁 등에 이상이 없다면 손으로 하복부(왼쪽 배)를 깊이 누르는 것이 좋다. 비비고 주물러서 장(腸)운동을 도와주면 매우 효과가 있다.

※ 이것도 역시 대황을 막걸리에 담갔다가 찜통에 7번 쪄서 가루를 만들어 찻숟갈 한 술씩 하루 3번 복용.

목욕으로 하는 전신미용

1) 가정 목욕탕을 효소 목욕탕으로

완전한 식사법과 함께 목욕탕에서 하는 전신미용 코스로 기미·비만·

거친 살결·여드름을 없애고 머리칼을 아름답게 하며 배꼽·무릎·팔꿈치·장딴지에 윤기있는 매력을 만들어준다.

우리네 가정의 보통 목욕탕을 효소 목욕탕으로 바꾸어 놓고 전신 미용을 시작해보자. 이 방법은 누구나 간단하게 할 수 있는 전신 미용법이므로 우선 다음과 같은 것을 준비하도록 한다.

① 바스 효소[浴用酵素]

② 효소액

③ 해라 누노(효소 화장수)

④ 올리브유

2) 턱까지 잠겨서는 안 된다

먼저 끓인 목욕탕 속에 바스 효소를 한 봉지 넣는다. 처음부터 넣고 끓이면 효소의 활동력이 파괴되기 때문이다.

탕에 들어가는 것은 보통 목욕 때나 마찬가지이다. 물이 더워지면 탕 밖으로 나와서 냉수와 온수 샤워를 바꾸어가며 한다. 이것은 혈액순환을 돕고 신진대사를 높여주기 때문인데, 지치지 않는 한 몇 번이고 반복할수록 좋다. 목욕 때 주의할 점은 턱까지 물에 잠그지 않도록 한다.

3) 톱밥목욕으로 전신미용

화제가 되고 있는 톱밥목욕(이온 하우스)은 톱밥 속에 효소를 다량 섞어 자연발효를 시켜 그 열로 따뜻하게 하는 목욕이다.

이 경우 톱밥 속에 들어가 있는 시간보다 톱밥 위에서 뒹굴며 노는 시간을 더 길게 잡고, 실내의 공기를 심호흡한다. 그때 복식호흡을 하면 기분이 상쾌해진다.

톱밥목욕 후에 가장 주의해야 할 점은 비누를 사용해서는 안 된다는 점이다. 샤워로 톱밥을 깨끗이 씻어내고 냉수와 온수를 교대로 조금 세게 살갗에 갖다 댄다. 머리를 감는 것도 톱밥목욕을 한 후에 하는 것이 때가 잘 지고 샴푸도 적게 들며 머리칼도 부드러워지고 자연스럽게 된다.

냉성(冷性)을 고쳐주는 목욕

냉은 생리불순을 일으키는 등 아주 불쾌한 것이다. 그러므로 다음과 같은 방법을 이용하는 것이 효과적이다.

① 자기 최면의 온감(溫感)을 내는 연습을 중점적으로 실행한다.

② 효소목욕이나 톱밥목욕을 매일 계속한다.

③ 식전의 술이나 취침 전의 소량의 술이 아주 좋다.

④ 조리할 때는 비타민 E가 다량 함유된 식물(샐러드 기름이나 목화씨 기름)을 쓴다.

⑤ 한방약과 병용하는 것도 효과적이다.

살갗이 흰 야윈형의 사람은 당귀·작약, 혈색이 좋은 사람은 계지복령환(桂枝茯笭丸)이 효과적이다. 한방 의원에서 진찰하여 상의하면 알맞은 한약을 찾을 수 있을 것이다.

살결을 싱싱하게 하는 화이트 파크

화이트 파크는 손쉽게 할 수 있는 방법으로, 여러 가지의 피부 증상, 특히 기미·여드름·거친 살갗·잔주름 등에 특효가 있다.

이것은 매일 사용해도 전혀 자극이 없도록 처방되어 있다. 지방질인 사람은 올리브유를 적게, 살갗이 거친 사람은 조금 많이 사용하는 것이 좋다.

효소 화이트 파크 만드는 법

① 재료

올리브유 소량(약 1/5 숟갈)

우유 1/2 숟갈

② 만드는 법

벌꿀과 올리브유를 잘 섞은 데다가 우유·대황 끓인 물을 맥주컵 한 컵씩 섞으면서 으깬다. 그 다음 분말 효소를 조금씩 섞으면서 으깬다. 만들어진 것은 황백색의 밀크와 같은 것이 된다.

다음날 아침 무엇보다도 유의할 점은 비누를 쓰지 말고 따뜻한 물로 거즈를 적신 후 떼고 다시 미지근한 물로 얼굴을 씻는다. 특히 알칼리성 세안료(비누·세안 크림)는 절대 사용해서는 안 된다.

피부를 부드럽게 하는 헤라 드레싱

헤라 드레싱은 밤화장을 지우고 세안을 한 뒤 거즈로 헤라 루노를 흠뻑 적셔서 얼굴에 드레싱한다. 그리고 가볍게 바른 다음에 이것을 떼고 다시 헤라 루노로 패팅하고 유액(乳液)을 바른 후에 한다.

헤라 드레싱은 효소 화이트 파크처럼 효소목욕을 한 뒤에 하면 더욱 효과적이다. 낮에 화장수를 사용할 때는 보통 화장수와 마찬가지로 쓴다.

이 화장수는 60여종의 야채·과물·해조(海藻) 등에서 뽑아낸 식물성 복합 효소를 주성분으로 한 것인데, 그 특징은 다음과 같다.

① 소식물성이기 때문에 피부에 적당하다.

② 향료가 없으므로 과민성 피부에도 쓸 수 있다.

③ 포도구균·연쇄상구균 등에 대한 항균력이 강하므로 피부 표면을 소독하는 작용을 한다.

④ 피부를 부드럽게 해준다.

2. 피부의 손질

〰〰〰

아침에는 비누 세안이 중요하다

아침 손질로서 가장 중요한 것은 세안으로서, 얼굴의 불결한 것을 깨끗이 씻어내는 일이다. 아침에 일어났을 때의 얼굴은 몹시 더럽혀져 있다. 밤 10시부터 11시 사이에 피부의 신진대사가 활발하게 이루어지므로 노폐물이 얼굴 표면으로 솟아나며 그 위에 먼지 따위가 붙기 때문이다.

아침 세안은 비누 세안이 최고다. '비누는 피부에 나쁘다'는 미용 상식은 그릇된 것이다. 비누보다 더 좋은 세안료는 없다.

때로는 비누에 민감한 사람이 있는데, 그때는 끓인 물을 쓰든가 연수(軟水)로 비누 세안을 하면 얼굴에 무엇 하나 나지 않는다. 다음으로 중요한 것은 비누로 문지른 뒤 미지근한 물로 깨끗이 씻어 비누 성분을 완전히 제거해야 한다는 점이다.

피부손질은 밤 11시에

피부에도 하루 동안의 리듬이 있다. 낮에는 몸속에서 발생하는 노폐물 배설을 위해 작용하지만, 밤중에는 그와 반대로 피부 세포의 보수작용이 활발하게 진행된다.

피부의 손질에도 이와 같이 해가 뜨고 지는 데 따른 피부의 리듬을 잘 활용하여 하루 중 피부호흡이 가장 잘되는 밤중을 이용하는 것이 좋다. 즉 아침과 낮에는 피부의 예방에 중점을 두지만, 밤 10시부터 12시 사이에는 적극적인 피부손질을 해야 한다.

25세가 지나면 맨살결을 유지하라

25세가 되었을 때는 당연히 다른 화장의 포인트를 생각해야 한다. 건강한 피부의 표면을 알코올로 씻고 피지막을 벗기더라도 25세 전에는 4시간 정도면 피지막이 원상태로 생기지만 나이가 들수록 막의 형성이 더디어진다. 피부는 25세를 경계로 해서 노화현상이 급격히 진행되는데 '25세가 피부의 지름길'이라고 하는 것도 그 때문이다.

화장의 포인트는 물론 필요한 때 이외에는 빨리 맨살결로 돌아가는 것이다. 어떤 화장이라도 25세를 지난 여성에게는 맨살결에 대한 무거운 짐밖에 안 되기 때문이다.

잔주름 방지법 6가지

한번 생긴 잔주름은 여간해서는 없어지지 않는다. 그러므로 잔주름은 만들지 않도록 하는 것이 중요하다. 잔주름이 생기는 원인은 대개 다음과 같다.

① 피부에 물기가 없어서 윤기가 없어질 때

② 피부가 같은 운동을 되풀이할 때(웃음 잔주름 등).

③ 피부의 노화, 즉 피부의 탄력 섬유의 활동이 약화되는 것.

④ 강한 자극(볕에 그을릴 때)을 받을 때.

이로 보아 잔주름을 방지하기 위해서는 다음과 같은 사항을 실행해야 한다.

① 마사지 등은 일시적인 수단에 그치는 것이기 때문에 자연식 효소액으로 몸속에서부터 젊어지도록 해야 한다.

② 강한 자외선은 피한다.

③ 세안은 뜨거운 물이나 차가운 물로 하지 않는다.

④ 한겨울의 찬바람이나 건조한 실내에 오래 있지 않는다.

⑤ 맨살결로 있는 시간을 되도록 길게 한다.

⑥ 스팀·미안기(美顔器)로 살갗에 습기를 준다.

아름다운 눈을 만드는 '깜박깜박 체조'

요즘 여성들 사이에 안약을 애용하는 사람이 부쩍 늘어나고 있다. 눈에는 점막 부분이 있으므로 안약은 약을 먹는 것보다 훨씬 효과가 빠르다. 그러나 부작용이 일어나기 쉬우므로 조심하지 않으면 안 된다. 혹시 미용 목적으로 눈의 충혈을 없애고 아름답게 보이기 위해 안약을 쓴다면 그것은 큰 잘못이다.

눈을 아름답게 보이게 하려면 안약을 사용하지 말고 물속에서 매일 '깜박깜박 체조'를 하는 것이 좋다. 세숫대야에 물을 받아 얼굴을 잠근 채 눈을 감았다 떴다 하는 방법이다. 이것을 자기 연령수대로 해보자.

여드름의 3가지 원흉

여드름의 가장 큰 원인은 호르몬의 불균형이다. 즉 안드로젠이라는 남성 호르몬이 활발할 경우 모공이 막히는 것이다. 모공이 막히면 피지가 쌓여 표피 위로 울퉁불퉁하게 솟아나온다. 이것이 바로 여드름이다.

여드름의 두 번째 범인은 스트레스다. 남성 호르몬 안드로젠은 스트레스에 민감한 반응을 보인다. 즉 변비 및 위장장애가 스트레스로 작용해서 안드로젠 분비를 촉진시키고 여드름을 악화시킨다.

세 번째 원인은 화장품과 연고제 남용이다. 주로 중년층 여성에게 많이 나타나는 것으로 입 주위에 돋는 보기 흉한 여드름이 포함된다.

가끔 스테로이드제 연고를 사용하면 여드름은 더욱 커지고 붉게 변하며, 잘 낫지 않아 병원을 찾아야 하는 사태도 있다. 또한 화장품 부작용으로 비롯된 여드름이 악화되는 경우도 연고 남용 때문이다.

여드름의 예방과 치료에 가장 중요한 것은 청결유지, 즉 깨끗한 세안이다. 비누는 알칼리성이 강하지 않은 순한 비누로 하루에 3~4회씩 세안을 하고, 비눗기가 남지 않도록 신경을 써야 한다. 비누가 오히려 피부를 거칠게 하여 더 악화시킬 수도 있기 때문이다.

또 여드름은 함부로 짜지 않는 게 상책이다. 짜는 과정에서 잡균이 침입, 여드름을 악화시키고 흉터를 남기는 원인이 된다. 따라서 절대로 집에서 짜지 말아야 한다.

여드름은 3~4개월 전문적인 치료를 받으면 깨끗해진다. 그러나 아무 연고나 마구 사용하지 말아야 한다.

요즘은 피지 분비 억제효과가 큰 약재가 개발되어 심한 여드름에도 빠른 치료효과를 거둘 수 있다. 그러나 여드름 예방과 치료를 위해 중요한 것은 무엇보다도 아이스크림·치즈·버터 등을 달고 기름기 많은 음식, 커피 등 자극성인 것을 먹지 않는 것이 좋다.

네로의 건강식품 버섯

폭군 네로 황제는 버섯을 무척 즐겼는데, 버섯을 따오는 사람에게 버섯의 무게만큼 금을 주었기 때문에 '버섯제왕'이라고도 부른다.

버섯은 단백질·당류·비타민 B2가 풍부하고 탄수화물·아미노산이 포함되어 있어 영양학적으로 우수한 식품이다. 또 칼로리가 없기 때문에 해조류와 마찬가지로 비만 방지에 효과적이고, 고혈압을 내리는 작용도 강하다. 최근에는 버섯 속에 동맥경화를 예방하는 물질이 포함되어 있다는 연구가 발표돼 의약품으로 개발하려는 연구도 진행되고 있다.

버섯은 독특한 향기와 맛을 갖고 있어 각종 요리에 사용되고 있다. 그러나 인체에 해를 입히는 독버섯도 있으므로 주의해야 한다.

진흙마사지로 전신을 아름답게

진흙마사지나 진흙목욕은 피부를 부드럽게 가꿔주어 예부터 미구라파 사람들은 완벽한 미용법으로 진흙마사지를 애용해 오고 있다. 물론 진흙이 화장품으로서의 가치는 없다. 그러나 진흙마사지는 젊음을 오래 유지시키고 여드름과 주름살을 방지하는 데 특효약이다.

민간에서는 진흙이 피부로부터 독소를 흡수하고 미네랄을 공급해 피부를 윤택하게 한다고 전해진다. 또 진흙이 마르면서 강한 독물질이 빠져 적당히 피부를 자극하고, 진흙을 씻어내면서 진흙의 나뭇결 조직에 의해 허물이 벗겨져서 피부를 깨끗이 다듬어준다고 한다.

신체 전반에 걸친 진흙마사지법은 자신에게 맞는 스타일로 택해야 한다. 미국의 피부미용 전문가 스코르는 마사지를 계속해서 할 경우 스타일을 변형해야 한다고 말한다. 그리고 개인에 따라 차이가 있지만 매주 또는 매달에 한 번씩 하는 것이 좋다고 한다. 사실 진흙은 식물이나 달팽이가 썩어 된 것이므로 매우 탄력있고 영양분이 많은 것이다. 특히 진흙마사지는 기름이 많거나 여드름이 심한 피부에 사용하면 큰 효과를 얻는다고 한다.

마사지를 할 때는 진흙을 얼굴, 가슴 등에 넓게 펴서 마사지한 후 5분

후 솜이나 물로 닦아낸다. 그러나 나이가 들거나 태양에 손상된 피부는 특별한 마사지법을 택해야 한다.

진흙탕 속에 들어가는 전신 마사지는 사전에 의사의 진찰을 받아야 한다. 특히 임산부나 심장병·고혈압·당뇨병 환자는 진흙탕 속의 높은 열기가 좋지 않으므로 진흙탕 마사지는 삼가야 한다. 그러나 그 외의 사람에게 진흙은 많은 즐거움과 휴식과 건강을 안겨주는 좋은 마사지법이다.

노이로제를 치유하는 취미생활

노이로제는 시골사람보다 도시인에게 더 많다. 또 육체노동자보다 정신노동자에게 더 많다. 따라서 사람에겐 신체적 작업이 필요하다. 이 신체적 작업이 노이로제의 예방·치료에 도움이 되기 때문이다.

예를 들어 창조적인 작업(취미생활)을 하는 것이다. 수놓는 일, 낚시, 등산 또는 스포츠 등 무엇이든 좋다. 기타를 배우고 노래를 부르는 일도 좋다. 자기가 하고 싶은 일을 꾸준히 하면 마음에 쌓여 있는 응어리가 없어진다. 또 적당한 육체적 피로로 인해 잠도 깊이 자게 되고 입맛도 살아난다. 푹 자고 잘 먹는 사람에게 고민이 있을 리 없고, 건강이 나빠질 이유가 없다.

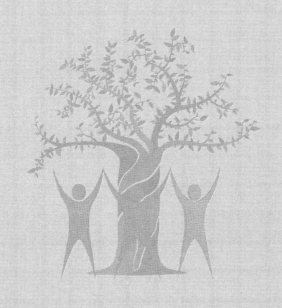

아프지 않고 100세를 사는 건강비법

초판 1쇄 인쇄 2019년 5월 15일
초판 1쇄 발행 2019년 5월 18일

지은이 이정환
펴낸이 이태선
펴낸곳 창작시대사

등록번호 제2-1150호(1991년 4월 9일)
주소 서울특별시 마포구 성미산로 188 (연남동)
전화 02-325-5355 **팩스** 02-325-5385
이메일 changzak@naver.com

ISBN 978-89-7447-218-4 03510